LE
COLCHIQUE

ET LA

COLCHICINE

Histoire naturelle
Chimie et Pharmacologie — Physiologie
Toxicologie — Thérapeutique

PAR

Le Docteur J.-V. LABORDE

DIRECTEUR DES TRAVAUX PHYSIOLOGIQUES A LA FACULTÉ DE MÉDECINE DE PARIS
MEMBRE DE L'ACADÉMIE DE MÉDECINE

ET

A. HOUDÉ

PHARMACIEN-CHIMISTE
LAURÉAT DE L'ACADÉMIE DE MÉDECINE (PRIX ORFILA)

Avec dessins et graphiques dans le texte

PARIS

G. STEINHEIL, ÉDITEUR

2, RUE CASIMIR-DELAVIGNE, 2

1887

LE COLCHIQUE

ET

LA COLCHICINE

IMPRIMERIE LEMALE ET Cie, HAVRE

LE COLCHIQUE

ET LA

COLCHICINE

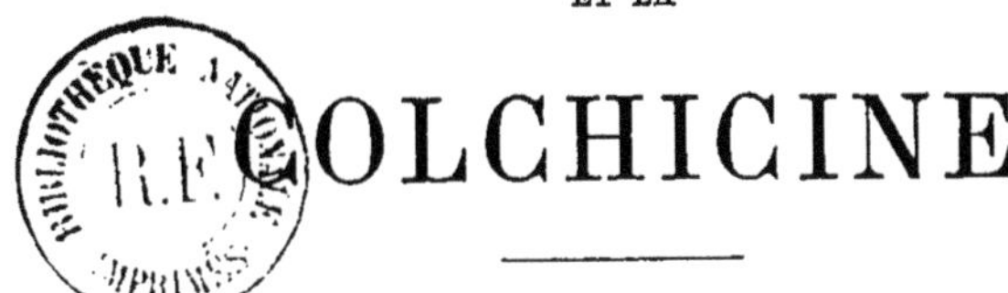
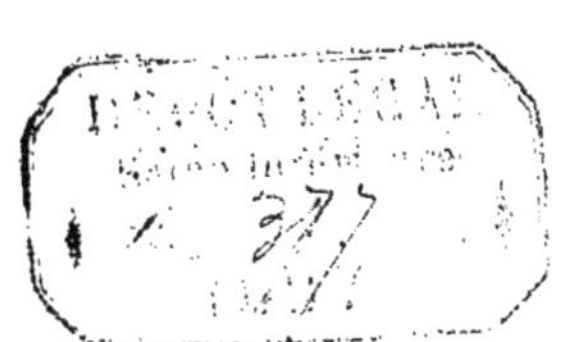

Histoire naturelle
Chimie et Pharmacologie — Physiologie
Toxicologie — Thérapeutique

PAR

Le Docteur J.-V. LABORDE

DIRECTEUR DES TRAVAUX PHYSIOLOGIQUES A LA FACULTÉ DE MÉDECINE DE PARIS
MEMBRE DE L'ACADÉMIE DE MÉDECINE

ET

A. HOUDÉ

PHARMACIEN-CHIMISTE
LAURÉAT DE L'ACADÉMIE DE MÉDECINE (PRIX ORFILA)

Avec dessins et graphiques dans le texte

PARIS

G. STEINHEIL, ÉDITEUR
2, RUE CASIMIR-DELAVIGNE. 2

1887

TABLE DES MATIÈRES

TROISIÈME PARTIE

THÉRAPEUTIQUE

AVANT-PROPOS

Poursuivant notre programme de l'étude des *principes immédiats* extraits des plantes médicinales, inauguré par notre monographie « des ACONITS et de l'ACONITINE » (en collaboration avec M. Duquesnel), nous réunissons aujourd'hui dans ce volume, en les complétant et les systématisant, nos recherches sur un produit nouveau, isolé et obtenu, pour la première fois, à l'état de cristallisation et de pureté chimique, par l'un de nous : la *colchicine*.

La vieille réputation médicamenteuse du colchique est suffisante, quoique uniquement consacrée jusqu'à présent par l'empirisme, pour faire pressentir l'intérêt et l'importance d'une étude ayant pour objet le principe même de cette espèce végétale, et pour résultat la détermination expérimentale de son action physiologique et toxique, du mode et du mécanisme même de cette action ; bases de ses applications thérapeutiques rationalisées, et autant que possible, expliquées.

Bien que nous ayons cru devoir donner quelques développements, surtout dans un intérêt rétrospectif et historique, à l'examen des anciennes préparations pharmaceutiques du colchique, c'est particulièrement et avant tout, la *colchicine* qui est visée dans cette étude ; c'est à elle, à elle seule qu'est consacrée la partie physiologique, n'ayant jugé, ni à propos, ni utile d'examiner, à ce point de vue, comme nous l'avons fait pour l'aconit, ce qui était d'un intérêt plus réel, des préparations qui ont fait leur temps, et dont la destinée est de disparaître plus ou moins prochainement de la pratique, pour faire place à un produit unique, toujours identique à lui-même, et d'une activité éprouvée.

Nous avons, du reste, suivi, dans ce travail, le même ordre et la même méthode que dans notre monographie « des ACONITS et de l'ACONITINE », ordre et méthode que nous nous sommes appliqués à établir comme type d'adaptation à toute étude de cette sorte :

— HISTOIRE NATURELLE et coup d'œil *botanique* sur la famille végétale dont il s'agit ;

— ETUDE CHIMIQUE et procédés d'extraction du produit le plus pur et cristallisé ;

— MATIÈRE MÉDICALE et *pharmacologie ;*

— ETUDE EXPÉRIMENTALE, *physiologie et toxicologie ;*

— Enfin THÉRAPEUTIQUE, indications et principales applications médicamenteuses ;

Telles sont les divisions fondamentales de ce travail.

Paris, le 1ᵉʳ septembre 1887.

LE COLCHIQUE

ET

LA COLCHICINE

PREMIÈRE PARTIE

CHAPITRE PREMIER

ÉTUDE BOTANIQUE

Le colchique d'automne (colchicum autumnale), vulgairement désigné sous le nom de *tue-chien, safran bâtard, veilleuse*, appartient à la tribu des colchicées et à la famille des colchicacées ou mélanthacées de Robert Brown, ordre des monocotylédones.

Il tire son nom de Κολχος, ville célèbre de la Grèce aux environs de laquelle cette plante était très commune : Dioscoride et Théophraste en ont signalé les propriétés toxiques et lui attribuèrent pour patrie la Messénie et la Colchide : Pline indiqua le lait comme contre-poison du colchique; Tragus en fit le premier une description détaillée et appela l'attention contre son usage alors recommandé par les médecins arabes.

ORIGINE GÉOGRAPHIQUE. — Cette plante croît dans les prairies et les pâturages de l'Europe moyenne et méridionale, et en général dans tous les terrains humides. Elle est abondante en France, en Grande-Bretagne, en Italie, en Turquie, en Grèce, en Asie-Mineure; elle croît à des altitudes très variées, et s'élève, en Suisse, jusqu'à la hauteur de 1,600 mètres au-dessus du niveau de la mer.

La famille des colchicacées dont nous ne ferons pas l'étude complète au point de vue botanique (car cela nous entraînerait bien au delà des limites du but proposé), tient en quelque sorte le milieu entre les joncées, les alismacées et liliacées; elle se distingue des *alismacées* par la présence d'un albumen, des *joncées* par un calice coloré, ni glumacé, ni scarieux et par ses capsules distinctes, ou se séparant à la maturité, et enfin des *liliacées* par des carpelles libres au sommet et par des styles entièrement indépendants.

Les principaux genres de la famille des colchicacées se divisent en deux tribus;

1° Les *vératrées*, à périanthe très court, aux sépales libres ou légèrement cohérents par leur base, styles très courts.

2° Les *colchicées*, à périanthe très allongé, dont les sépales sont réunis en un long tube; styles grêles et très longs; plantes acaules.

La tribu des colchicées ne renferme que les trois genres *colchicum, bulbocoïdium* et *monocarguris*, seul le premier d'entre eux fera le sujet de la présente étude.

Les colchicées présentent les caractères botaniques suivants: elles portent des fleurs régulières, hermaphrodites; le périanthe coloré est formé d'un tube grêle et d'un limbe à six divisions régulières à androcée hexamère; l'ovaire triloculaire contient dans chaque loge de nombreux ovules; le fruit est une capsule déhiscente en trois valves et polysperme.

Le colchique d'automne est une plante à tubercule charnu, amylacé (faux bulbe), enveloppé dans une série de tuniques brunes et foliacées et sur les côté duquel apparaît un nouveau tubercule profondément enfoncé dansla terre; il est formé par un épaississement considérable de la portion inférieure de la tige (Baillon). (Figures 1 et 9.)

Feuilles. — Les *feuilles* sont lancéolées, glabres, atténuées

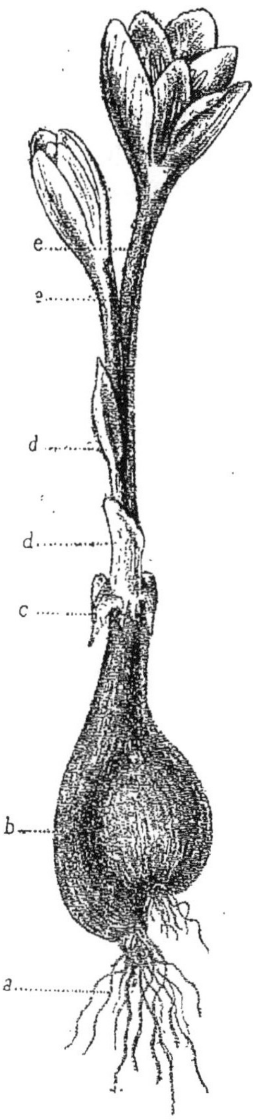

Fig. 1. — Colchicum autumnale représenté au moment de la floraison, avec ses parties souterraines et aériennes ; *a*, radicelles formant la touffe ; *b*, tubercule ; *c*, membrane brune, enveloppant le tubercule ; *d*, *d*, gaines foliaires ; *e*, *e*, deux tubes très allongés se dilatant en un périgone.

au sommet, colorées en vert foncé, longues de 30 centimètres environ et larges de 3 centimètres ; elles portent une nervure médiane très saillante au point de former à la partie inférieure une sorte de carène longitudinale ; les autres nervures secondaires sont très rapprochées les unes des autres, leur nombre est considérable et s'élève à 30 ou 32 de chaque côté de la nervure centrale. Les feuilles ne se développent qu'au printemps en même temps que le fruit et se détruisent pendant l'été en laissant à nu l'ovaire ; ce qui a fait croire que les fruits naissaient avant la fleur et a donné lieu à la dénomination, *filius ante patrem.* (Figure 7.)

FLEURS. — Les *fleurs* apparaissent à l'automne, en octobre et novembre, précédant ainsi les feuilles de cinq ou six mois ; elles partent du collet de la plante (acaule) et pour poindre à la surface du sol, elles sont obligées de prendre un allongement considérable : ces fleurs sont solitaires ou plus généralement groupées en petit nombre sur chaque bulbe ; elles sont colorées en lilas ou en violet très pâle et encore la partie souterraine est-elle de couleur blanche. (Figure 1.)

PÉRIANTHE. — Le *périanthe* est formé d'un tube grêle très allongé et enveloppé dans la moitié de sa hauteur par deux spathes bilobées ; ce tube très anguleux et mesurant environ 20 centimètres au moment de son entier développement porte sur chaque face deux sillons longitudinaux profonds et se dilate en un périgone infundibuliforme, campanulé ; le limbe est divisé 6 partitions à peine colorées en violet à leur base, tandis que le sommet et les bords externes offrent une coloration violacée assez prononcée ; la préfloraison est imbricative ; les divisions sont disposées sur deux rangs, les trois externes plus longues recouvrant les trois internes ; elles sont oblongues, lancéolées et traversées par une nervure médiane assez proéminente. (Figures 1 et 3.)

ANDROCÉE. — L'*androcée* se compose de six étamines inégales, dont trois petites insérées à la base de la partie dilatée du périanthe et trois plus grandes alternant avec les premières, insérées un peu au-dessus de cette base ; non seulement il y a inégalité dans la longueur, mais encore elles partent de hauteurs différentes ; les trois petites étamines sont opposées aux sépales externes du périgone, tandis que les trois grandes sont opposées aux sépales internes ; les filets sont linéaires, adhérents avec le tube florifère par leur partie inférieure et marqués à leur base et du côté externe par une tache très colorée en jaune ocracé ; renflés un peu à la base, ils deviennent effilés de telle sorte que l'extrémité destinée à servir de point d'attache à l'anthère est d'une finesse extrême et mesure à peine 1/10 de millimètre. (Figure 2.)

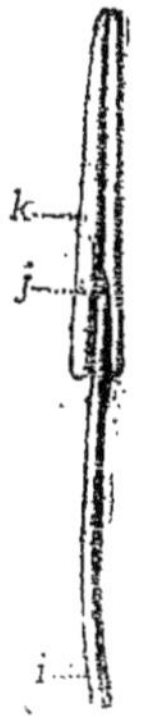

FIG. 2. — Étamine du colchicum autumnale ; *i*, filet ; *j*, connectif ; *k*, anthère.

ANTHÈRES. — Les *anthères* sont très allongées, biloculaires, mobiles, extrorses ; la déhiscence s'opère par deux fentes longitudinales situées sur le bord externe ; le connectif est assez large et toute leur surface offre une forte coloration jaunâtre. (Figures 2 et 3.)

POLLEN. — Le *pollen* est pulvérulent, de couleur jaunâtre et à l'examen microscopique on le voit oviforme et parsemé d'une série de petites granulations arrondies.

GYNÉCÉE. — OVAIRE. — STYLE. — STIGMATES. — Le gynécée se compose de trois ovaires supères, soudés dans la plus grande partie de leur étendue, libres en haut, et situés au fond même du tube florifère ; chacun d'eux est surmonté par un long style qui parcourt toute la longueur du périanthe ; ces styles sont indépendants, filiformes, terminés par une extrémité stigmatifère légèrement renflée et papillaire ; ces stigmates présentent une légère incurvation sur eux-mêmes et affectent la forme d'une serpe. (Figures 3 et 4.)

OVULES. — Chaque ovaire contient un certain nombre d'ovules, anatropes, disposés dans l'angle interne sur 2 ou 4 séries verticales, et irrégulières ; les carpelles sont alternes avec les grandes étamines et opposés aux petites ; leur situation par rapport aux pièces des autres verticilles continue la symétrie déjà observée.

FRUIT. — GRAINES. — Le fruit est une capsule triloculaire; les trois loges se séparent à la maturité dans leur sommet et s'ouvrent par une fente qui se produit au niveau de la suture ventrale, pour laisser échapper une grande quantité de graines globuleuses, d'un brun noirâtre, à téguments épais et rugueux, à raphé court et spongieux; elles renferment un albumen charnu, très épais et un petit embryon cylindrique dont la radicule se dirige vers le hile. (Fig. 5.)

PHASES DE VÉGÉTATION. — Les colchiques sont des plantes herbacées dont la végétation présente certaines irrégularités qui méritent d'être signalées.

Au moment où l'on récolte le bulbe de colchique, c'est-à-dire avant la floraison, en juillet, le tubercule est entouré de deux tuniques closes brunes et scarieuses, qui se prolongent vers le haut en une gaine entourant la tige florifère déjà en voie de croissance et de formation, de manière à la protéger des objets extérieurs; cette tige florifère sort de la partie inférieure et ventrale du tubercule, se logeant dans une sorte de gouttière qu'elle s'est creusée à sa forme; elle porte dans sa portion inférieure trois gaines foliaires, représentant les feuilles de l'année suivante.

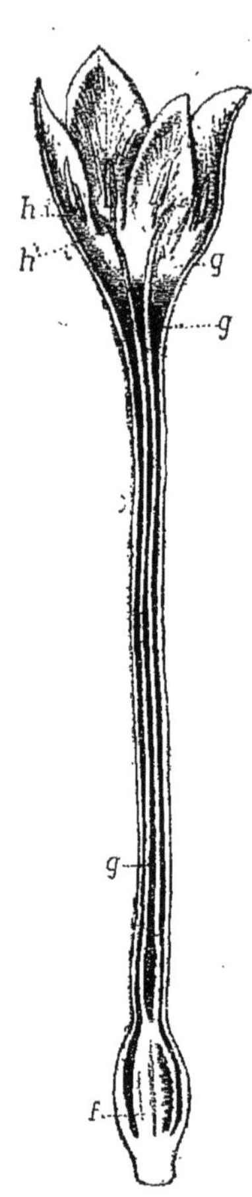

FIG. 3.— Coupe longitudinale de la tige florifère : *f*, ovaire; *g,g,g*, styles très longs surmontés de stigmates recourbés ; *h. h'*, étamine.

A la base de ce bulbe n° 1 se trouvent des racines fines, courtes et sans ramifications (*touffe*); vers les mois d'août et de septembre, pendant qu'elle émet son tube florifère, la tige prend un grand développement vers sa base, au point de former une partie plus grosse et plus arrondie et qui s'accroît de jour en jour; en même temps deux petits bourgeons apparaissent sur ces renflements, l'un à l'aisselle de la gaine inférieure, l'autre à l'aisselle de la gaine immédiatement supérieure.

A l'époque de l'hiver, après la floraison, la tige florifère disparaît peu à peu, ne laissant d'elle que son renflement basi-

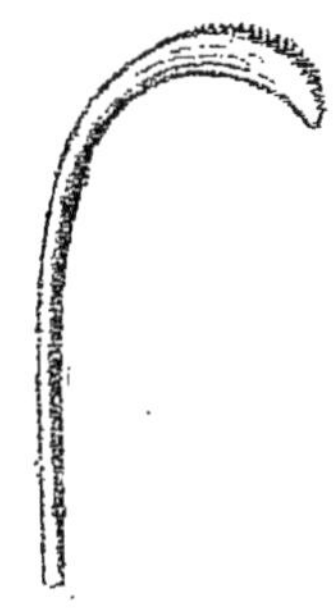

FIG. 4.— Le stigmate est représenté avec son incurvation et sa forme de serpe; son extrémité supérieure est renflée et porte les éminences papillaires.

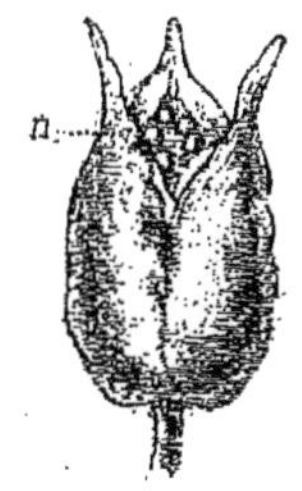

FIG. 5.— Fruit à trois loges, déhiscentes par la suture ventrale ; à l'intérieur, graines globuleuses.

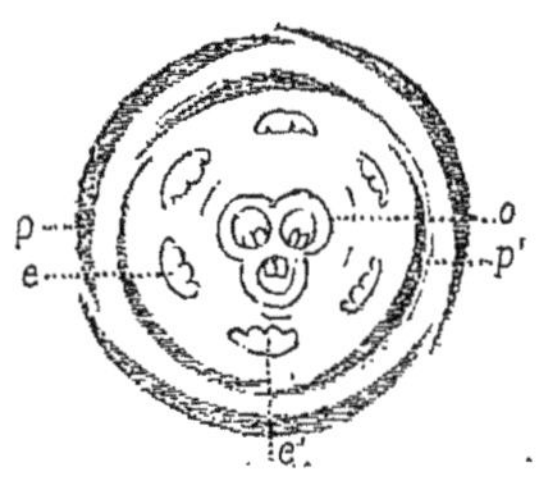

FIG. 6. — Diagramme de la fleur du colchicum autumnale ; p, périanthe avec préfloraison imbricative; e, verticille des étamines, les trois petites opposées aux sépales externes ; les trois grandes opposées aux sépales internes ; o, gynécée montrant les 3 ovaires, alternant avec les petites étamines.

laire, d'abord très petit (tubercule) et sa trace au sommet du renflement ; au-dessous et à gauche de cette cicatrice, le bourgeon supérieur placé sur la face dorsale du tubercule reste immobile et avorte, tandis que le bourgeon inférieur se développe en une nouvelle tige florifère qui subira l'année suivante les mêmes transformations que la première.

Pendant ce temps-là, le bulbe n° 1 émet, à mesure que le printemps approche, sa tige fructifère et ses feuilles ; les expansions foliacées de la base de la tige florifère desséchée s'allongent et de grandes feuilles apparaissent au centre desquelles on distingue les fruits capsulaires ; le bulbe n° 1 acquiert son entier développement quand les feuilles sont parvenues à l'âge adulte ; alors il est gorgé de matières amylacées.

Nous voilà en mai, le bulbe n° 1, ayant accompli ses fonctions et son rôle de conserver et de régénérer l'espèce, se vide peu à peu, diminue de volume à mesure que la saison avance ; c'est qu'alors le bulbe n° 2 a pris naissance, il grandit, se nourrissant au détriment de l'ancien, enfin le n° 1 se détruit complètement, en laissant une cicatrice arrondie qui indique son point d'union avec son successeur.

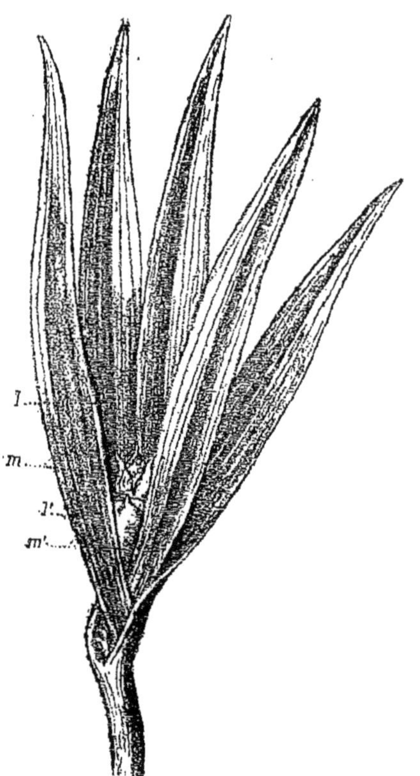

FIG. 7. — Représentant le *Colchicum autumnale* en février, pourvu de ses feuilles et de son fruit capsulaire ; *l, l*, feuilles.

Le nouveau bulbe (n° 2) subira les mêmes phases de végétation que le précédent, sur lesquelles nous ne reviendrons pas.

Ainsi, c'est en avril et en mai que le bulbe de colchique

atteint son maximum de grosseur ; à partir de ce moment, il
périclite à l'avantage du nouveau bulbe qui va progresser peu à
peu, puis émettre ses fleurs qui apparaissent avant les feuilles.

Le colchique d'automne ne se reproduit pas seulement par les
bulbes, mais encore par les graines.

Quant au mode de génération mentionné par le Dr Christison,
c'est-à-dire par bulbilles, nous devons admettre que l'auteur
s'est laissé induire en erreur, qu'il a probablement trouvé le
bulbe à l'état de bulbille vers le moment de sa naissance et
qu'il a confondu le nouveau bulbe (n° 2) avec ces prétendues
bulbilles.

VARIÉTÉS DE COLCHIQUE. — On connaît près de vingt espèces de colchique ; la plus employée et la plus commune
est le colchicum autumnale, qu'on rencontre fréquemment dans
les prairies qu'il émaille de ses belles fleurs lilas.

Les autres variétés de colchique sont mal connues des bota-
nistes, ce sont le C. tessulatum, le C. bivole, le C. latifolium,
le C. speciosum, le C. umbrosum, le C. montanum (Alpes), le
C. arenarium, le C. parvulum qu'on rencontre en Corse et dans
le midi de la France et enfin le C. variegatum, qui, d'après le
savant professeur M. Planchon, fournissait à la matière médicale l'hermodacte des anciennes pharmacies et auquel nous
consacrerons plus loin un chapitre spécial.

Du reste, toutes ces espèces n'offrant aucune utilité pratique
et n'arrivant presque jamais dans nos droguiers, nous n'avons
pas cru qu'il importait et qu'il relevait de notre travail de les
étudier séparément et avec les détails nécessaires ; cependant
nous devons reconnaître qu'une étude botanique complète du
genre colchicum avait son importance, mais le but principal que
nous avons visé dans cette monographie s'adresse particulièrement à l'espèce C. autumnale, à la recherche chimique de
son véritable principe actif, la colchicine cristallisée.

CHAPITRE II

HISTOIRE NATURELLE ET MATIÈRE MÉDICALE

Bien que le colchique d'automne et ses diverses parties végétales aient été employés en médecine dès la plus haute antiquité, chez les Arabes, chez les Grecs de même que chez les Romains, malgré l'usage quotidien et la réputation justement méritée qu'il a conquise dans nos temps modernes, il est hors de doute que cette plante constitue un médicament de la plus haute importance, sur la valeur duquel on ne possède que des données vagues et incertaines, soit parce que son principe actif est encore mal connu ou difficilement dosable, soit parce que la chimie analytique n'a pas encore prononcé son jugement définitif, ni déterminé en dernier ressort quels sont les organes auxquels il convient de donner la préférence pour la confection des médicaments galéniques.

Presque toutes les parties de la plante, bulbes, semences et fleurs sont usitées en thérapeutique et cependant nous devons presque déclarer que ces dernières sont tombées en désuétude et que nos droguiers en renferment rarement quelques spécimens ; est-ce parce que leur récolte présente certaines difficultés pour les pharmaciens de la ville ou parce qu'elles perdent à la dessiccation une bonne proportion de leur qualité, ou enfin, parce qu'on ignore leurs vertus réelles ; c'est ce que nous tâcherons d'élucider.

En même temps, cette étude nous conduira à traiter la question de la dessiccation et de la conservation du colchique d'automne ainsi que celle de la localisation du principe actif ; mais auparavant nous passerons en revue, comme description

les produits que cette plante fournit à la matière médicale,
c'est-à-dire :

1° Les feuilles ;
2° Les tubercules ;
3° Les fleurs ;
4° Les semences.

Comme complément inévitable, nous la terminerons par une
note résumant non seulement les travaux antérieurs déjà publiés
à propos de l'hermodacte des Anciens, mais encore exposant
les détails de nos recherches personnelles et les raisons
majeures qui nous obligent à nous rallier aux idées exprimées
dans le travail de M. le professeur Planchon.

FEUILLES DE COLCHIQUE. — Si les feuilles de colchique
n'ont pas été l'objet de recherches thérapeutiques et pharmacologiques, c'est qu'on ne les rencontre guère dans les offi-
cines ; et cependant on n'ignore pas qu'elles jouissent d'une
certaine nocuité, au point même de produire des accidents
graves chez les bestiaux qui s'en repaissent alors qu'elles sont
encore vertes ; ils en éprouvent souvent tous les phénomènes
de la plus haute intoxication, se traduisant même par une mort
assez rapide.

Une fois sèches, ces mêmes feuilles mélangées aux fourrages
peuvent être mangées et assimilées impunément sans que ces
animaux en ressentent les moindres inconvénients : bizarre
anomalie que présente cette partie de la plante, toxique à l'état
frais, pour ainsi dire inerte et relativement alimentaire à l'état
sec. Du reste, nos recherches chimiques sur ce point équivoque
seront exposées dans un chapitre suivant et nous fournirons
l'explication de cette instabilité dans l'énergie toxique de cette
plante et de ses diverses parties suivant qu'on les emploie
vertes ou desséchées.

De cette extrême variabilité dans la puissance toxique des
feuilles de colchique, il résulte fatalement que la saison de la
récolte joue un rôle prédominant et digne d'attirer l'attention de la médecine légale, non seulement pour les feuilles mais
encore pour d'autres parties de cette même plante comme
sauront le démontrer les chiffres fournis par les dosages indi-

qués ultérieurement; et si ces feuilles renferment peu de principe actif, ne doit-on pas l'attribuer à ce qu'elles croissent précisément au moment où le bulbe a cessé de se développer et de
grossir, au moment où il a déjà fourni tous les matériaux nécessaires à la formation de ses principaux organes, où fleurs, fruits,
et graines ont déjà pris part à la distribution de la colchicine
dans leurs tissus.

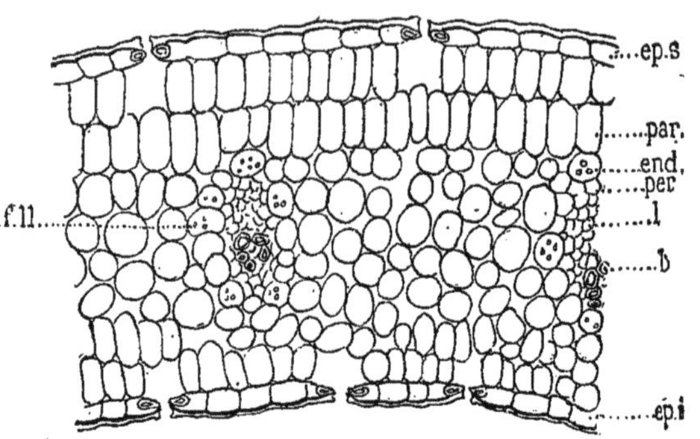

FIG. 8. — Coupe transversale d'une feuille de *colchicum autumnale; ep.* épiderme supérieur
formé de cellules tabulaires; *par,* cellules en *palissade* du parenchyme lacuneux; *f, l, l,* faisceaux libero-ligneux : *end,* cellules de l'endoderme; *per,* assise de cellules plus petites
ou péricycle; *l,* liber mou; *b,* trachées formant la partie centrale ligneuse du faisceau;
ep i, épiderme inférieur.

La structure anatomique de la feuille du colchicum autumnale est indiquée Figure 8 : l'épiderme supérieur est formé
de cellules tabulaires assez allongées : au-dessous se trouve un
parenchyme lacuneux, composé de deux rangs superposés de
cellules en palissade et verticalement disposées par rapport
à celles de l'épiderme; plus bas c'est un parenchyme plus
serré, traversé par des *faisceaux libéro-ligneux* offrant une tex-
ture plus dense ; chaque faisceau libéro-ligneux comprend une
partie externe formant un cercle de cellules qu'on désigne sous
le nom *d'endorme :* en dedans, et immédiatement au-dessous
on distingue une assise de cellules moins grandes qui constitue
le *péricycle;* plus à l'intérieur ce sont les cellules plus petites
du *liber* mou, dans lequel sont emprisonnées les trachées ; et
leur ensemble forme le bois.

Enfin à la partie inférieure de la feuille existe encore un second épiderme, avec cellules tabulaires moins allongées et un parenchyme dont les cellules en palissade sont moins évidentes.

TUBERCULES DE COLCHIQUE. — Sous le nom de tubercule de colchique, on désigne la partie tubéreuse du colchique d'automne ; à l'état frais, il est conique et recouvert d'une tunique membraneuse, colorée en brun clair, au-dessous de laquelle on distingue une seconde enveloppe, moins foncée et jaune : tel que le commerce le présente et qu'il se trouve dans les pharmacies, le tubercule de colchique est un corps ovoïde, de la grosseur d'une forte châtaigne, dépouillé de ses enveloppes extérieures et à l'état sec, afin de prolonger sa conservation : ainsi dégarni, il présente une face plane, creusée dans le sens longitudinal d'une gouttière profonde, occupant les deux tiers de la longueur totale et située sur la ligne médiane même de ce tubercule. (Figure 10.)

Extérieurement, il est de couleur gris jaunâtre et marqué dans le sens de sa longueur de sillons réguliers, uniformes, convergents de la base au sommet.

L'autre face est convexe ; elle porte diverses cicatrices qui ne sont pas accidentelles mais le fait même du développement de la plante et qui deviennent des caractères essentiels pour la détermination de cette drogue. (Figure 9.)

A la base de la gouttière on remarque une empreinte circulaire qui n'est autre chose que la trace du point d'insertion de la tige florifère ; celle-ci prenant naissance à la partie inférieure du tubercule venait se loger dans cette gouttière, d'où elle sortait pour faire proéminence au delà du sommet.

Sur la face dorsale et opposée, à l'extrémité même de la pointe, on voit une sorte de cavité du fond de laquelle se dresse un faible corps acuminé, c'est la base desséchée de l'ancienne tige ; puis, au-dessous de ce petit puits, tantôt à droite et tantôt à gauche, on distingue une espèce de foliole, fixée en un point cicatriciel ; c'est l'indication d'un des deux bourgeons primordiaux nés au moment de la végétation. Enfin, à la base du tubercule du côté dorsal, et tout près des radicelles se trouve

une cicatrice arrondie qui indique le point d'attache de l'ancien bulbe avec le nouveau.

Généralement en pharmacie, le bulbe de colchique est coupé
en petites tranches horizontales, de deux à trois millimètres

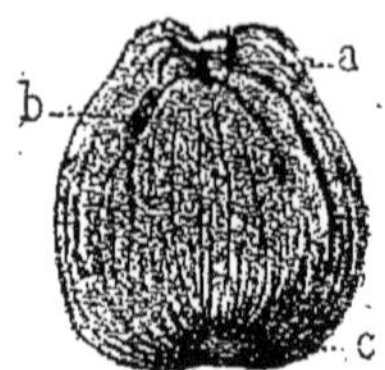

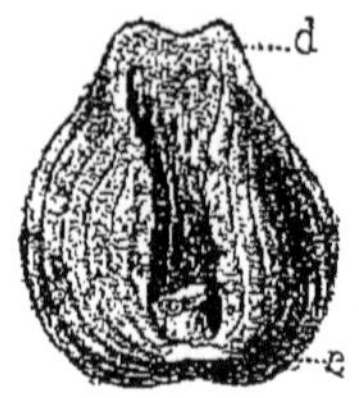

Fig. 9. — Tubercule de colchique, vu dans la
face dorsale convexe; *a*, cavité au fond de
laquelle se dresse la base de l'ancienne tige;
b, foliole ou cicatrice de l'un des deux bourgeons primordiaux.

Fig. 10. — Tubercule de colchique, face
plane creusée d'une gouttière longitudinale;
e, empreinte circulaire, ou trace du point
d'insertion de la tige florifère.

d'épaisseur; à l'état frais, il est charnu, homogène, et laisse
échapper par une faible pression un suc non épais, amer et
au milieu duquel le microscope révèle la présence de grains
d'amidon; son odeur est un peu vireuse; sa saveur est âcre et
mordicante. A l'état sec, ces tranches sont blanches, farineuses,
et inodores, même en les mâchant, on perçoit à peine l'amertume de la plante fraîche; la saveur est douceâtre, un peu
mucilagineuse; ces tranches sont cassantes et un peu spon-
gieuses.

Structure microscopique. — La coupe transversale du
bulbe de colchique, si on l'examine d'ensemble, nous montre
une ligne un peu plus foncée qui la sépare en deux zones dont
l'une est extérieure et l'autre intérieure constituant la partie
centrale du tubercule. (Figure 11.)

Dans la zone extérieure, la membrane épidermique est formée
de cellules allongées tangentiellement, à parois épaisses et
brunes; à l'intérieur de la masse blanchâtre, le parenchyme qui
fait le fond du tissu est constitué par de grandes cellules, à parois
très déliées et nues, polygonales ou arrondies et parsemées de
nombreux faisceaux libéro-ligneux, au milieu desquels on dis-

tingue des trachées. Ces cellules du parenchyme sont gorgées d'une grande quantité d'amidon en grains, dont nous empruntons les caractères au travail du savant professeur, M. Planchon; leur dimension est considérable, de 10 à 15 millimètres de diamètre; tantôt isolés, tantôt réunis par groupe de 2 à 4; lorsqu'ils sont isolés, ils sont en forme d'obus et portent un hile très développé en étoile, dont les branches au nombre de 3 ou 4 atteignent les bords de la circonférence du grain. Quand ils

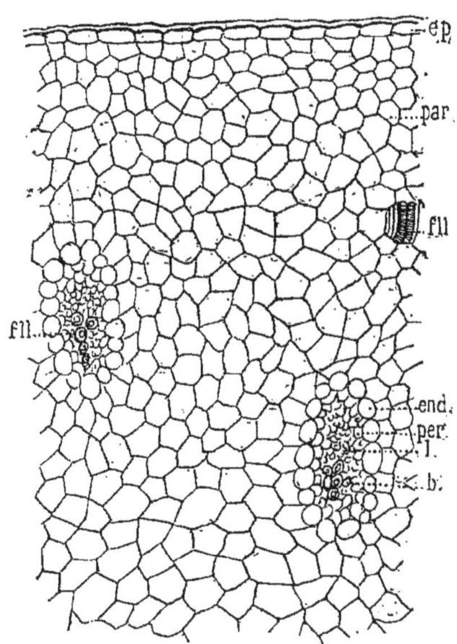

FIG. 11. — Coupe transversale du tubercule de colchique : *ep*, cellules brunes de l'épiderme; *par*, parenchyme; *f l l*, faisceaux libéro-ligneux; *end*, endoderme; *per*, péricyle; *l*, liber mou; *b*, bois dans lequel on voit des trachées.

sont réunis par 2 ou 4, les grains sont aplatis par la surface de contact et l'on voit souvent les couches du hile se placer bout à bout, d'un grain à l'autre; on ne distingue aucune couche concentrique dans ces grains d'amidon; chaque faisceau libéroligneux rappelle absolument la structure de ceux qui existent dans les feuilles, c'est-à-dire d'un endorme à cellules arrondies

fermant le cercle du faisceau, d'un péricycle, d'un liber mou
et d'une partie ligneuse avec trachées. (Figure 12.)

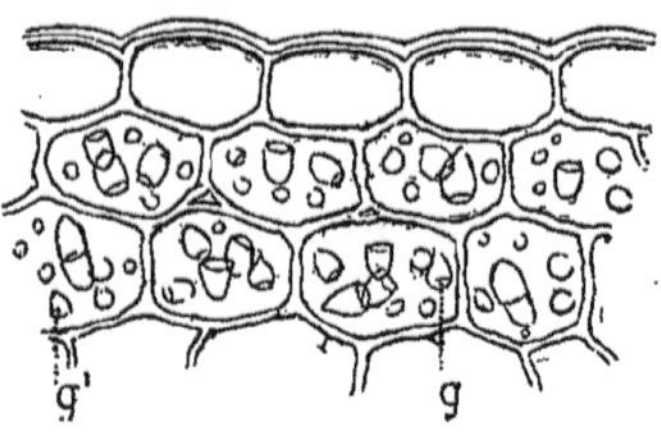

FIG. 12. — Coupe grossie du tubercule de colchique, afin de montrer les graines d'amidon *g, g'*

Récolte. — L'époque de la récolte des bulbes de colchique
est très importante à déterminer; sur ce point, surtout, les
pharmacologistes ont émis les opinions les plus diverses; les
uns indiquent le mois de juillet, d'autres le mois de septembre
et Schroff déclare que les bulbes de colchique jouissent de
leur plus grande activité médicinale quand on les recueille en
automne, pendant ou après l'inflorescence.

Suivant les médecins anglais, ce serait en juin ou juillet, à
une époque intermédiaire entre la destruction des feuilles et la
production de la fleur; car, disent-ils, aussitôt après cette époque
la plante donne naissance à un nouveau bulbe qui fleurit en
automne et se nourrit au détriment de l'ancien, lequel dépérit
peu à peu jusqu'à disparaître.

Stolze a trouvé que le bulbe de colchique possédait plus de
richesse en principe amer à l'automne et que la proportion de
celui-ci variait avec celle de mars comme 2 est à 6; et suivant
cet auteur, la récolte se ferait en janvier (c'est-à-dire en
hiver).

Il importe donc de déterminer le moment propice et opportun
de cette récolte ; en effet, les bulbes de colchique diffèrent
d'énergie suivant la saison de l'année où l'on procède à leur
récolte et suivant que celle-ci s'opère trop tôt ou trop tard.

Au mois d'août, le nouveau bulbe est dans toute sa vigueur,
tandis que le bulbe ancien disparaît; mais alors il n'y a sur le
sol aucun signe extérieur qui permette de reconnaître la présence de la plante; le bulbe est profondément enfoui dans la

terre, les feuilles ont disparu depuis la fenaison et les fleurs n'ont pas encore paru ; et cependant c'est le mois le plus favorable.

On est donc obligé de retarder l'époque de la récolte, et d'attendre jusqu'au mois d'octobre, moment où se fait l'apparition des fleurs ; mais le bulbe a déjà perdu une partie de ses principes actifs qu'il a cédés à la tige florifère et à tous les organes qui concourent à la composition de la fleur, étamines, styles, corolle et ovaire ; ses sucs sont moins riches en colchicine car ils ont été distribués et répartis dans les nouvelles parties du végétal.

Plus tard, pendant la période de l'hiver, les fruits et les graines commencent leur évolution et se développent de plus en plus, toujours au détriment du bulbe dont ils diminuent la valeur ; au printemps la végétation des feuilles affaiblit encore la richesse médicinale de ce tubercule. A ce moment le jeune bulbe ne fait que naître et n'atteint guère en grosseur que le dixième de son volume normal ; il ne faut donc pas penser à le recueillir, c'est trop tôt.

Il résulte donc que la récolte ne peut se faire qu'aux différentes époques de l'année où le bulbe est susceptible de faire reconnaître sa présence par l'émergence des organes foliaires ou floraux, c'est-à-dire au printemps ou à l'automne ; mais à ces deux époques il a déjà perdu de sa teneur en principe actif ; d'où il s'ensuit des différences d'énergie très regrettables, variables avec la saison de la récolte ; ce qui implique et nous fait prévoir l'inconstance de son action thérapeutique.

A notre avis, c'est le mois d'août qui précise le moment le plus convenable, parce que alors le bulbe atteint son plus grand développement, parce qu'il n'a pas encore été épuisé par la production des fleurs, des fruits, des graines et des feuilles, parce que ses sucs sont plus abondants et plus riches en colchicine et parce que enfin son corps est plus charnu et moins gorgé de grains d'amidon.

Dessiccation et conservation. — En dehors de la question de la récolte du tubercule de colchique, il en est une autre non moins importante, je veux parler de la conservation de cette drogue. En général, on la coupe en tranches horizontales peu épaisses et afin de les préserver de la moisissure et de l'altération qui en résulterait, on les fait sécher au soleil ou dans une étuve à une douce chaleur ; nous déclarons que ce mode de conservation, même par simple exposition à l'air et aux rayons solaires, est très préjudiciable à la valeur pharmaceutique de ce tubercule, et lui fait perdre une bonne partie de son activité, comme le démontreront clairement nos analyses chimiques, comparées entre elles, et appliquées à l'extraction de la colchicine.

La dessiccation, dont le but est d'enlever l'eau de végétation et de conserver les substances, en évitant les phénomènes de fermentation, ne joue pas vis-à-vis du bulbe de colchique son rôle habituellement protecteur ; elle provoque l'altération de la colchicine et la transforme en principe à peu près inerte.

Wigan, pour obvier à cet inconvénient, et pour prévenir la déperdition de ses vertus médicales, conseille de réduire le bulbe dès sa récolte en poudre très fine avec deux ou trois fois son poids de sucre ; ainsi il offrirait toujours le même degré d'énergie dans ses applications thérapeutiques. Cette méthode de conservation ne nous semble pas rationnelle : car par la dessiccation même à l'air, spontanée, la poudre de sucre ne possèdera pas la vertu de s'opposer à la décomposition de la colchicine et à son dédoublement en produits secondaires peu actifs ; le temps opérera nécessairement son œuvre de destruction ; et c'est pour toutes ces raisons valables que nous rejetterons ce mode de conservation.

Il est absolument nécessaire que le tubercule de colchique soit fraîchement récolté chaque année, et qu'il soit employé à l'état récent dans les diverses préparations pharmaceutiques.

En résumé, l'énergie de cette partie de la plante est très variable et incertaine, quels que soient les précautions et les soins employés pour sa récolte et sa conservation.

Le bulbe de colchique renferme de la colchicine, de l'amidon, 10 pour cent de sucre, de la gomme, des corps gras, du tannin et des matières résineuses jaunâtres, qui virent au rouge vif sous l'action des alcalis : à la dessiccation il perd 70 pour 100 d'eau.

SEMENCES DE COLCHIQUE. — Les semences de colchique sont globuleuses et colorées en brun noirâtre; elles mesurent 2 à 3 millimètres de diamètre : leur surface est rugueuse, grossièrement ponctuée et marquée sur un des côtés d'un épaississement charnu, situé autour de l'ombilic; ce qui leur donne une forme pointue à leur extrémité, facile à distinguer au moyen de la loupe. Lorsqu'elles sont récentes, elles présentent une consistance un peu gluante, car elles laissent exsuder une sorte de matière saccharine.

Inodores, elles possèdent une saveur amère, puis âcre; elles sont très dures et l'endosperme est corné, ce qui les rend difficiles à pulvériser : au-dessous de l'épisperme se trouve une amande grisâtre, composée d'un gros albumen et d'un petit embryon, situé à l'extrémité opposée au hile, sans feuille et placé immédiatement sous les téguments.

Les enveloppes brunes et réticulées des semences de col-

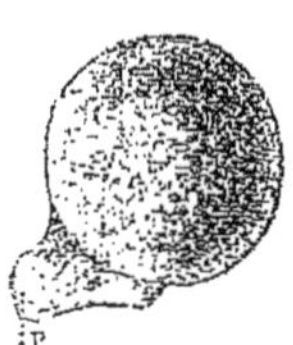

FIG. 13. — Graine de colchique, vue d'ensemble; r, épaississement charnu, situé autour de l'ombilic.

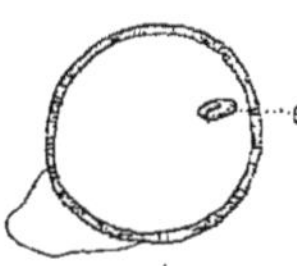

FIG. 14. — Coupe transversale d'une graine où l'on voit au milieu d'un albumen abondant un petit embryon e.

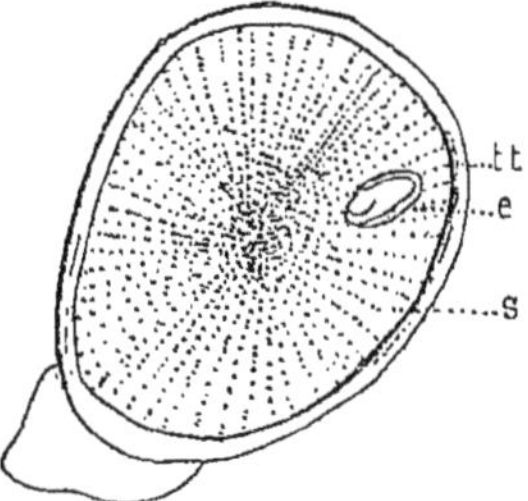

FIG. 15. — La même coupe avec grossissement; t t, téguments colorés en brun; e, embryon; s, amande grisâtre.

chique sont constituées par une série de grandes cellules colorées en brun, allongées tangentiellement, à parois minces, et plus petites dans la région interne; les cellules des couches externes renferment des grains d'amidon analogues à ceux du bulbe de colchique; ces téguments sont peu épais et très adhérents à l'amande; le tissu de l'épaississement situé près du hile présente la même structure microscopique; celui qui forme l'albumen est constitué par des cellules très régulières, disposées par rangées concentriques et remarquables par leurs parois épaisses et ponctuées ; elles contiennent des gouttes de matière huileuse et un plasma granuleux sans traces d'amidon. (Figures 13, 14, 15, 16).

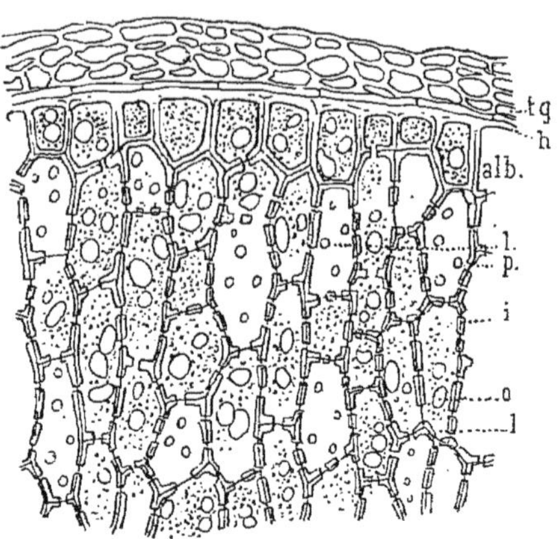

Fig. 16. — Coupe de graine de colchique avec un plus fort grossissement qui permet de voir le détail de la structure microscopique ; *t g*, cellules des téguments ; *h*, série de cellules allongées ; *a l b*, albumen ; *p*. canalicules ; *o*, gouttes huileuses.

Les semences de colchique offrent plus de constance dans leurs effets thérapeutiques ; aussi la médecine leur accorde-t-elle plus de confiance et même leur donne la préférence sur les autres parties de la plante, il est toujours facile de les récolter à l'époque convenable, c'est-à-dire au moment de leur maturité, ce qui leur vaut un grand avantage et une supériorité incontestable sur les bulbes. En outre, la dessiccation ne leur fait pas perdre les moindres traces de leur activité et surtout leur conservation n'offre aucune difficulté ni aucune chance d'altération ; il n'y a donc pas d'intérêt à recommander l'emploi des semences à l'état frais et il est absolument certain que c'est la partie de la plante la plus énergique.

Composition chimique. — En dehors de la colchicine, les semences de colchique renferment de l'acide gallique, du sucre cristallisable, 6 pour 100 d'huile grasse qui, d'après nos expériences, contient non seulement la meilleure partie de la colchicine cristallisée, mais aussi constitue la plus sûre garantie de sa conservation.

FLEURS DE COLCHIQUE

Si les fleurs de colchique ne se rencontrent que rarement dans nos droguiers et, si leur usage en pharmacie n'est pas encore suffisamment répandu, elles n'en possèdent pas moins une réelle activité et leur emploi en thérapeutique est pleinement justifié par les bons effets qu'on en retire ; certains les préfèrent aux bulbes et aux semences, et les considèrent comme d'une énergie plus grande et plus sûre; on cite même plusieurs cas d'intoxication produits par l'ingestion de trois ou quatre de ces fleurs.

Elles sont formées d'un long tube qui sort de terre et mesure jusqu'à 12 et 15 centimètres ; à son extrémité, ce tube se dilate en un périgone infundibuliforme, à 6 divisions placées sur deux rangs ; à l'intérieur 6 étamines, dont trois plus grandes alternent avec les trois petites.

Les fleurs récentes sont légèrement colorées en lilas ; sèches elles se présentent avec un aspect brun foncé et dégagent une odeur assez forte ; elles sont susceptibles de fermenter et par conséquent de s'altérer dans leur principe actif ; comme pour les bulbes, leur conservation n'est pas possible parce qu'elles perdent, par la dessiccation même la plus élémentaire, une bonne partie de leur activité et partant de colchicine. Aussi conseillerons-nous de les employer à l'état frais dans les préparations pharmaceutiques, en prenant garde de ne leur faire subir aucune opération et d'éviter l'action de la chaleur ; la forme la plus favorable consiste dans l'alcoolature et non dans l'extrait ; car le suc exprimé éprouve certainement une décomposition notable sous l'action des plus faibles températures.

Composition chimique. — Les fleurs de colchique ne possèdent pas autant d'énergie que les semences ; mais elles s'en rapprochent beaucoup, c'est une des parties du colchique les plus actives; comme valeur pharmacologique, elles représentent les deux tiers des semences, et 4 ou 5 fois celle des bulbes. Les anthères, le pollen, le style, les stigmates, l'ovaire renferment aussi une certaine proportion de colchicine.

Localisation. — De l'étude précédente, il résulte que, dans le colchique d'automne, la distribution du principe actif se répartit entre toutes les diverses parties de la plante ; que la diffusion est générale et qu'aucun des organes n'échappe à la loi commune, mais que la localisation n'atteint pas le même degré ni la même intensité et choisit de préférence certains organes au détriment d'autres ; chacun d'eux possède la propriété, non pas de fabriquer mais bien de s'assimiler et de conserver intacte une proportion différente de colchicine. Cette dernière substance serait-elle créée en de plus fortes proportions par des cellules spéciales, cellules qui résideraient surtout dans le tissu des fleurs et des semences, et qui seraient moins nombreuses dans celui des bulbes et des feuilles ; nous n'admettons pas cette hypothèse.

Il faut conclure que le colchique possède une disposition particulière de vaisseaux et de cellules, disposition telle qu'au point de vue de l'économie générale des organes, il est permis à ce seul végétal et à ceux du même genre botanique d'élaborer, dans ses parties les plus intimes et les plus secrètes par l'intermédiaire du protoplasma, les éléments organiques les plus simples, tels que le carbone, l'hydrogène, l'oxygène et l'azote, de les combiner naturellement entre eux, soit par synthèse, soit par analyse, dans des proportions absolument analogues à celles où ils se trouvent réunis dans la colchicine cristallisée.

Profond mystère que l'esprit humain, malgré ses efforts les plus persévérants, ne saura jamais expliquer avec affirmation et qui est bien fait pour étonner : mystère d'autant plus surprenant que chaque plante s'attribue, pour ainsi dire comme privilège inaliénable, le seul monopole de fabriquer, celle-ci de l'aconitine, celle-là de la morphine, telle autre de la quinine et cela même si elles croissent côte à côte, dans le même carré de terrain, en vivant des mêmes engrais et des mêmes matériaux.

TUBERCULE D'HERMODACTE

Origine géographique. — Le tubercule d'hermodacte
(Ἑρμος δακτυλος, doigt d'Hermès) jouissait autrefois d'une
grande réputation médicale; il a été mis en usage par les
Arabes; son origine est orientale et cette espèce provient
d'Égypte, de la Syrie et de l'Anatolie; mais sa patrie de prédi-
lection est la Syrie.

Description. — Le tubercule d'hermodacte, maintenant
tombé en désuétude, mérite cependant d'être décrit; c'est
un corps tubéreux, cordiforme, à surfaces lisses, et de la grosseur du bulbe de colchique; il est dépourvu de membranes
enveloppantes et présente ainsi une face plane, creusée dans
toute sa longueur d'un profond sillon au bas duquel on distingue
une cicatrice, indiquant le point d'attache de la tige florifère.
L'autre face est convexe et au sommet se trouve une profonde
cavité, c'est l'empreinte de l'ancienne tige; au-dessous de cette
cavité et latéralement on voit une petite foliole, dernier ves-
tige de l'avortement des deux bourgeons primordiaux.
Le tubercule d'hermodacte est d'un blanc jaunâtre au dehors
et d'un blanc pâle en dedans; sa saveur est d'abord mucilagineuse, puis amère et un peu âcre. Dans les pharmacies, il se
présentait à l'état sec, sous forme de tranches horizontales,
ayant environ un seul millimètre d'épaisseur, elles sont farineuses et quand on les frappe du doigt, elles laissent échapper
un peu de poussière blanchâtre.
Tous ces caractères extérieurs rappellent l'aspect et l'orga-
nisation des bulbes de colchique.

Structure microscopique. — Si l'on examine la structure
anatomique du tubercule d'hermodacte, on voit, dans une
coupe transversale, deux zones concentriques, l'une extérieure
formée de cellules longues et tangentielles à parois épaisses,
l'autre intérieure formée d'un parenchyme composé de grandes
cellules à parois fines, au milieu desquelles on distingue les nombreux faisceaux fibro-vasculaires avec trachées. (Figure 17.)

Les cellules du parenchyme renferment de l'amidon dont les grains assez gros sont réunis deux à deux, quelquefois trois à trois, et marqués à leur partie centrale d'un hile à plusieurs branches très allongées ; ces branches se disposent bout à bout de manière à former une sorte de circonférence très nette. (Figure 18.)

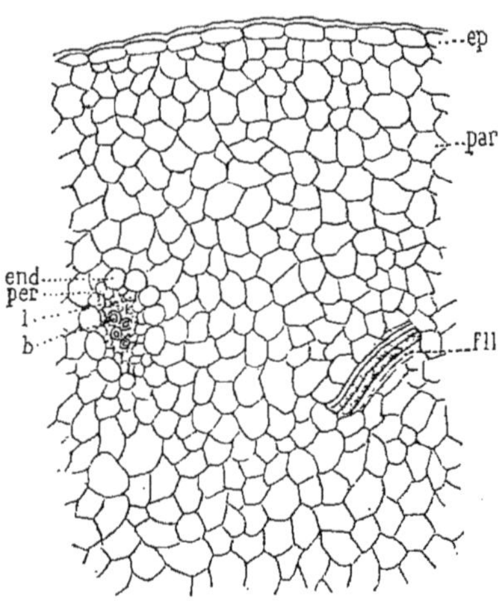

FIG. 17. — Coupe transversale du tubercule d'hermodacte, destinée à montrer l'analogie de sa structure microscopique avec celle du tubercule de colchicum autumnale ; *ep*, épiderme supérieure ; *par*, parenchyme ; *fll*, faisceaux fibro-vasculaires avec trachées ; *end*, endoderme ; *per*, péricycle ; *l*, liber mou ; *b*, ligneux.

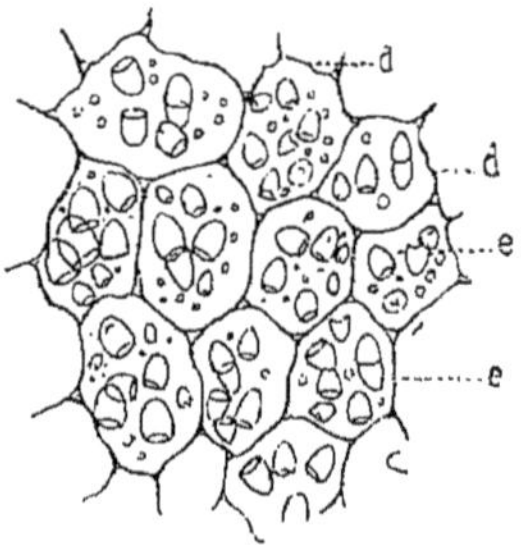

FIG. 18. — Coupe du parenchyme avec grossissement ; *d, d,* parois des cellules ; *e, e,* grains d'amidon analogues à ceux du colchicum autumnale.

On voit encore qu'au point de vue histologique, les tubercules d'hermodacte se rapprochent des bulbes de colchique.

Origine botanique. — D'après l'exposé précédent, il semble que la forme et la structure de ces tubercules ne peuvent laisser de doute sur leur provenance réelle, c'est-à-dire qu'ils seraient produits par une variété de colchique.

Mais il n'en est pas ainsi ; et il règne une grande incertitude à l'égard de l'espèce qui fournit l'hermodacte, incertitude partagée aussi par Fluckiger et Hanbury, malgré les travaux si consciencieux publiés par le savant professeur Planchon, de Paris, qui attribue ce tubercule au colchicum variegatum.

Si l'on passe en revue l'opinion des différents auteurs sur l'origine botanique de cette drogue, on verra qu'ils sont tombés dans une grande confusion au sujet de la plante qui l'a produite.

Matthiole a décrit sous le nom d'*hermodactylus verus* un tu-bercule amylacé qui n'est autre chose que le rhizome de l'*iris tuberosa*, c'est là une profonde erreur. D'autres prétendent que les Egyptiens mangeaient de l'hermodacte pour acquérir de l'embonpoint ; dans ce cas, c'était probablement au *colchicum bulbocoïdes* qu'on faisait allusion.

Anguillara et Lobel, ayant reçu d'Alep la plante à l'hermo-dacte vrai l'ont indiqué, après examen physique, comme se rapportant au *colchicum illyricum* ; Brunbels, d'une part, prétendait que l'hermodacte était produit par le *narcissus pseu-do-narcissus*, tel autre par le *colchicum autumnale* et celui-là par le *cyclamen Europœa*.

C'est en présence de ce chaos presque impénétrable que M. Planchon, dans sa thèse inaugurale intitulée : *Des Hermo-dactes au point de vue botanique et pharmaceutique*, reprit l'étude de cette question, et par une observation approfondie des caractères de structure, parvint à déterminer qu'aucune des nombreuses espèces de colchique renfermées dans nos col-lections ne semble mieux répondre que le *colchicum variegatum* aux hermodactes du commerce ; c'est la seule espèce du groupe des colchicées dont les bulles desséchés conservent une sur-face à peu près entièrement lisse, c'est-à-dire presque sans traces apparentes de rides et de stries longitudinales ; ces stries sont, au contraire, très manifestes chez les bulbes pro-duits par les autres variétés de colchique, et, si l'on joint à ce caractère principal une coloration jaune plus pâle et une pro-fondeur moindre de la gouttière, on disposera encore de nou-veaux éléments distinctifs.

Dans le jeune âge, le *colchicum variegatum* se fait remarquer par des feuilles ondulées, par des fleurs roses rehaussées de panaches pourpres disposés en damier ; les divisions acuminées de ses fleurs le distinguent des espèces *colchicum tessulatum*, *lusitanum et frétilarium*.

En un mot, M. Planchon pose comme conclusion que l'hermodacte officinal provient selon toute probabilité du colchicum variegatum, que les propriétés de ce tubercule à l'état frais sont énergiques et doivent rivaliser avec celles du colchique ordinaire ; cependant, ajoute-t-il, elles s'émoussent et se perdent par la vétusté.

Notre opinion sur l'origine botanique du tubercule d'hermodacte sera plus affirmative que celle du savant professeur et il ne saurait faire de doute pour nous que le tubercule d'hermodacte est produit par une variété de colchique et par l'espèce colchicum variegatum, parce que ces deux drogues (hermodacte des Anciens et tubercule de colchicum variegatum) présentent la plus intime analogie dans leurs organes, dans la grosseur du bulbe, dans la disposition des cicatrices et de la gouttière, dans leur structure anatomique et enfin dans la composition chimique, comme nous allons le démontrer.

Composition chimique. — Après nous être assurés qu'il y avait identité botanique entre le tubercule d'hermodacte et le bulbe du colchicum variegatum, il restait à rechercher si au point de vue chimique, la composition de ces deux tubercules répondait aux mêmes épreuves, aux mêmes interrogations analytiques. Puisque l'hermodacte est une variété de colchique, et que tous les colchiques renferment un principe actif spécial, particulier à leur espèce, et qu'on ne rencontre ni dans d'autres genres ni chez d'autres végétaux, l'hermodacte lui-même devrait comporter dans le parenchyme de son tubercule le même principe actif, c'est-à-dire, la colchicine. — Colchicine ! colchicine ! Voilà la question sur laquelle nous proposons de diriger nos investigations et dont la solution nous servira de pierre angulaire pour affirmer notre opinion.

Comme, dans un chapitre suivant, nous étudierons la colchicine cristallisée et son mode de préparation, nous croyons qu'il serait indiscret, dans cette partie réservée à la matière médicale d'entrer dans des détails chimiques : qu'il nous suffise de déclarer que les tubercules d'hermodacte nous ont fourni à l'analyse organique immédiate un principe cristallisé dont les propriétés chimiques (1), toxicologiques et physiologiques sont identiques à celles de la colchicine que nous avons retirée des diverses parties du colchicum autumnale.

En résumé, l'hermodacte officinal contient une proportion de colchicine égale à celle des bulbes secs de colchique ; cette nouvelle analogie de l'hermodacte avec le colchique vient renforcer les probabilités émises par M. Planchon et leur donner tous les caractères de la certitude.

(1) Un moyen facile et rapide de contrôler la présence de la colchicine consiste à traiter parallèlement deux tranches, l'une d'hermodacte vrai, et l'autre de bulbe de colchique par l'acide azotique ; on observe deux colorations identiques, d'un rouge violacé ; ce petit essai permet en même temps d'établir le rapprochement qui existe entre ces deux drogues.

CHAPITRE III

ÉTUDE CHIMIQUE DE LA COLCHICINE CRISTALLISÉE

§ Ier

HISTORIQUE

La *colchicine*, principe actif du colchique d'automne, est une substance très peu employée en médecine et sur laquelle la chimie ne possède pas encore des données certaines ; cependant, on sait qu'elle est un poison violent, capable de déterminer tous les phénomènes d'une intoxication aussi lente que sûre.

Celle que nous fournit actuellement le commerce se présente toujours à l'état amorphe, sous la forme d'une poudre jaune verdâtre ; elle ne constitue en rien une espèce chimique et son action est aussi variable que peu définie.

Connaître la nature exacte de ce principe actif ; tel est le problème que nous nous sommes proposé d'étudier et que nous croyons avoir résolu depuis que nous avons découvert un procédé chimique particulier, à l'aide duquel il nous est permis de préparer régulièrement de la colchicine cristallisée, c'est-à-dire une substance toujours identique à elle-même et offrant la garantie certaine de la plus grande pureté chimique ; car elle en possède les caractères essentiels, mêmes formes cristallines, même point de fusion, après des dissolutions et des recristallisations successives.

De nombreux chimistes se sont occupés de la question de la colchicine, et faire l'historique de ce composé, c'est remonter de 60 ans en arrière vers cette belle époque de fièvre et d'enthousiasme où les pharmaciens entreprirent avec passion l'analyse organique immédiate des divers principes actifs tirés

du règne végétal ; n'était-ce pas une autre croisade vers une
autre terre sainte. Dès 1820, Pelletier et Caventou, ayant déjà
procédé à l'examen chimique de plusieurs plantes de la famille
des colchicacées ont, les premiers, signalé dans le colchique
une substance de nature alcaloïdique et l'assimilèrent à celle
qu'ils avaient déjà trouvée dans l'hellébore blanc et la cévadille ;
et pour ces raisons, ils l'ont considérée comme étant de la vératrine.

Plus tard, vers 1833, Geiger et Hesse ont bien retiré du colchique un alcaloïde très toxique et cristallisé, mais différant de
celui découvert par Pelletier et Caventou et le désignèrent sous
le nom de colchicine. En 1857, M. Oberlin, dans sa thèse inaugurale présentée devant la Faculté de Strasbourg, ayant de
nouveau examiné cette question, en arrivait à conclure qu'il
n'a jamais pu obtenir de colchicine cristallisée, même par le
procédé de Geiger et Hesse, mais qu'il en a extrait de la colchicine amorphe, capable de se dédoubler en un composé neutre,
facilement cristallisable, et qu'il a nommée *colchicéine.*

Depuis, ces conclusions de M. Oberlin ont été doublement confirmées par les travaux plus récents de Ludwig et de Hubler :
c'est en présence de ces résultats différents et contradictoires
que nous avons repris l'étude de la colchicine, principe dont la
nature ne paraissait pas encore exactement connue et semblait
exiger de nouvelles investigations.

Avant d'exposer notre procédé de préparation, qu'il nous soit
permis, afin de montrer d'une façon plus évidente combien notre
méthode se distingue des précédentes, de passer en revue l'histoire des recherches chronologiques faites à ce sujet et de donner un exposé sommaire des procédés jusqu'à ce jour employés ;
en les analysant et en les comparant, il nous sera possible de
fournir les explications véritables sur les résultats quelquefois
contraires auxquels sont arrivés certains auteurs.

1° *Méthode de MM. Pelletier et Caventou.* — Cette méthode
consiste à lixivier par l'alcool la poudre de bulbes de colchique, à retirer par distillation la partie spiritueuse et à
reprendre l'extrait par une grande quantité d'eau froide : on
obtient ainsi une liqueur trouble qui par le repos abandonne une

partie insoluble, ne cédant à l'alcool que la matière colorante et résineuse, sans apparence de corps gras et dont le résidu n'est formé que d'amidon.

La solution aqueuse filtrée présente une grande coloration ; concentrée au bain-marie, elle ne renferme pas de matière huileuse ; on la précipite par une solution de sous-acétate de plomb et on sépare le dépôt par filtration.

La liqueur transparente et soumise à un courant d'hydrogène sulfuré qui élimine l'excès de plomb est évaporée à basse température et additionnée de magnésie calcinée, de façon à former un mélange assez épais qu'on épuise par l'alcool bouillant ; les liqueurs réunies et concentrées lentement donnent un produit jaunâtre, soluble dans l'eau qui, par la dessiccation spontanée devient facile à pulvériser, sans provoquer d'effets sternutatoires ; telle est la substance découverte par Pelletier et Caventou dans le colchique et qu'ils ont confondue avec la vératrine.

2° Méthode allemande de Geiger et Hesse. — Geiger et Hesse isolent la colchicine en épuisant à chaud les semences pulvérisées de colchique par de l'alcool aiguisé d'acide sulfurique ; après avoir neutralisé par la chaux, ils filtrent la solution alcoolique pour séparer le sulfate de chaux et la soumettent à la distillation. Le résidu aqueux, traité par un excès de carbonate de potasse, abandonne un précipité qui, recueilli et desséché par compression entre des feuilles de papier Joseph, est finalement épuisé par de l'alcool absolu : on décolore la solution en l'agitant avec du noir animal, et par évaporation elle laisse déposer des cristaux de colchicine que l'on purifie par de nouvelles cristallisations en la transformant en sulfate et en la précipitant de nouveau par la chaux.

D'après ces chimistes, la colchicine cristallise en aiguilles incolores ; elle possède une réaction légèrement alcaline ; elle est assez soluble dans l'eau, très soluble dans l'alcool et l'éther ; d'une saveur âcre et amère, la solution de colchicine est précipitée par l'iode, par le bichlorure de platine, et par le tannin ; enfin, elle forme avec les acides des sels cristallisables, solubles dans l'eau et l'alcool, d'où les alcalis la précipitent.

3° *Méthode de M. Oberlin.* — Plus tard, M. Oberlin, désireux non pas seulement de contrôler les travaux déjà faits sur le colchique mais encore d'examiner toutes les parties de la plante et de rechercher si les fleurs, les feuilles et les fruits renferment aussi de la colchicine, commença par étudier les propriétés chimiques de la colchicine; à cet effet, il avait demandé à plusieurs fabricants français et étrangers, soit au docteur Winckler de Darmstadt, soit à MM. Kestler et Wœhrlin de Strasbourg, de lui préparer de la colchicine suivant le procédé de Geiger et Hesse; mais, comme la substance fournie était incristallisable, il entreprit de vérifier personnellement s'il était vraiment possible d'obtenir la colchicine à l'état cristallisé : ses recherches le conduisirent à adopter le procédé suivant d'extraction.

Les semences de colchique bien sèches et divisées au moulin sont traitées par de l'alcool à 64 degrés dans un appareil à déplacement ou par digestion; les liqueurs alcooliques sont distillées et le résidu est repris par l'eau chaude à deux reprises, de façon à séparer avec soin les corps gras; la dissolution aqueuse est chauffée au bain-marie et ramenée en consistance d'extrait; on reprend par l'alcool fort qui laisse un faible résidu de matière sucrée.

On distille de nouveau la partie spiritueuse; l'extrait redissout dans l'eau fournit un liquide sirupeux qu'on additionne de carbonate de potasse désséché en léger excès; après vingt-quatre heures d'attente, on voit surnager dans le liquide une substance d'aspect résineux qu'on sépare par filtration : puis on la comprime entre des feuilles de papier non collé, on la dissout dans l'alcool à 96° et on la décolore au charbon animal ; la solution alcoolique distillée abandonne en fin de compte un résidu incristallisable de colchicine.

La colchicine de M. Oberlin est une substance amorphe, très soluble dans l'eau, l'alcool et l'éther; sans action sur le papier de tournesol; elle ne donne de précipité par le chlorure de platine qu'après 24 heures de contact et fournit avec l'iode, le tannin et l'acide azotique les réactions indiquées par Geiger et Hesse.

Elle ne se combine pas aux acides pour former des sels ;

mais elle se dédouble sous leur influence en une matière cristallisable, la colchicéine et en une substance résinoïde.

4° Méthode de Hubler. — Pour préparer la colchicine, ce
chimiste épuise par l'alcool bouillant les semences de colchique
et étend la solution filtrée de vingt fois son volume d'eau, opération qui a pour but d'éliminer la matière huileuse; il traite
la liqueur aqueuse par le sous-acétate de plomb, qui sépare
la matière colorante et précipite l'excès de métal par l'addition
de phosphate de soude.

On filtre et on verse une solution de tannin qui, se combi-
nant à la colchicine, forme un tannate insoluble; le dépôt ren-
fermerait trois molécules de colchicine combinée à deux molécules de tannin; recueilli sur un filtre, et purifié par expression
on le triture avec de l'oxyde de plomb et on le dessèche au
bain-marie. Enfin on le traite par l'alcool bouillant qui, par
évaporation, abandonne la colchicine amorphe.

C'est un composé amorphe, ayant l'aspect d'une poudre
jaune, rappelant l'odeur du foin, possédant une saveur très
amère, soluble dans l'eau et dans l'alcool, fondant vers 140° et
dégageant de l'ammoniaque si on la chauffe avec de la potasse;
Hubler attribue à la colchicine la formule $C^{17}H^{19}AzO^{5}$ et la
considère comme un isomère de la colchicéine.

§ II

DISCUSSION SUR LA VALEUR DES QUATRE MÉTHODES

D'après l'exposé des méthodes employées par les différents
chimistes pour extraire le principe actif du colchique, il
résulte que les auteurs se partagent en deux avis bien distincts,
suivant qu'ils ont obtenu un produit amorphe ou cristallisé; ce
qui les conduira, d'ailleurs, à émettre des opinions contraires
sur la nature et la fonction chimique de la colchicine et sur sa
classification définitive.

Les uns, comme Geiger et Hesse, admettent non seulement
que le principe actif du colchique cristallise en aiguilles, mais

encore qu'il neutralise les acides et forme avec eux des sels, la plupart du temps cristallisables ; par conséquent, la colchicine serait un alcaloïde jouissant de toutes les propriétés chimiques des ammoniaques composées ; les autres, comme Pelletier et Caventou, Oberlin, Ludwig et Hubler refusent de reconnaître à cette substance la propriété de cristalliser et la considèrent comme un composé non basique, incapable de neutraliser et, par conséquent, de former des sels, c'est-à-dire qui ne constitue en rien un alcaloïde dans le sens propre du mot.

Si tous ces auteurs, dignes de foi et animés du plus parfait désir de rechercher la vérité et d'éclairer cette question très obscure, sont arrivés à des conclusions opposées, il faut en accuser les divers procédés qu'ils ont mis en pratique pour l'analyse organique immédiate et qui méritent tous d'être critiqués, parce que le *modus faciendi* n'est pas conforme aux propriétés chimiques du produit, parce que la colchicine subit une rapide altération sous l'influence des réactifs mis en œuvre pendant l'extraction, et parce qu'enfin on l'abandonne et on la rejette souvent avec les résidus huileux qu'on sépare avec trop peu de souci et d'attention. En effet, lorsque Geiger et Hesse épuisent la plante avec de l'alcool aiguisé d'acide sulfurique et qu'ils en prolongent le contact avec les semences de colchique, ils introduisent un facteur de destruction, nuisible, au point d'altérer la colchicine, d'en changer la composition organique, et de la dédoubler en colchicéine et autres produits encore peu étudiés ; il est donc évident qu'en continuant d'appliquer un pareil mode opératoire Geiger et Hesse arrivèrent fatalement à obtenir, sinon de la colchicine pure, du moins un mélange de *colchicine* et de *colchicéine*.

Je sais bien que les auteurs allemands ont évité la distillation de la partie spiritueuse, alors qu'elle était encore acide et la concentration de l'acide sulfurique d'abord dilué; ils l'auraient sûrement ramené à un état de densité tel, que par la chaleur, cet acide aurait acquis la possibilité de se transformer en acide fort et capable de décomposer la totalité de la colchicine sans espoir d'en conserver les moindres traces.

C'est pour obvier à ce grave inconvénient que Geiger et Hesse ont préféré neutraliser par la chaux les solutions alcoo-

liques acidulées et cela avant la distillation, c'est-à-dire avant
d'avoir recours à la chaleur, mais ils n'ont fait que tomber
d'un écueil dans l'autre; car les alcalis de même que les acides
exercent une action de dédoublement sur la colchicine; je mets
fort en doute qu'en suivant leur procédé, on puisse obtenir de
la véritable colchicine; car, pour mon propre compte, en opé-
rant comme eux, je n'ai trouvé finalement sur les parois de
mon vase à cristalliser qu'un grand nombre de mamelons aci-
culaires, absolument identiques à ceux de M. Oberlin, et offrant
les réactions typiques de la colchicéine.

Sur les méthodes employées par Pelletier et Caventou,
Oberlin, Hubler et Ludwig, je ne ferai que peu de réflexions;
elles présentent le grand tort de laisser de côté, après avoir
retiré la partie alcoolique, le résidu huileux qui renferme, à
notre avis et comme il nous a été permis de le constater par
nos recherches d'extraction, la totalité de la colchicine
cristallisée; en éliminant et en séparant ce résidu gras au
moyen d'agitations successives avec de l'eau chaude, ces chimistes, ne conservent que la partie aqueuse dépourvue de principe cristallisé, se condamnant à l'avance dans le but de leurs
recherches; ils ne doivent aboutir qu'à un résultat incomplet,
c'est-à-dire qu'ils n'obtiennent que de la colchicine amorphe,
impure, et constituée par un mélange de matières colorantes
et résineuses unies à une proportion variable de principe
actif.

En résumé, il résulte que tous ces procédés, bien loin d'être
rationnels et de répondre aux perfectionnements de la chimie
organique dont les progrès avancent à grands pas, laissent des
désidérata à combler; en évitant d'une part l'emploi de
l'acide sulfurique même dilué et de la chaux et en conservant
d'autre part les matières grasses, nous avons pu nous dérobe-
ber aux conclusions erronnées de ceux qui nous ont précédé
dans l'étude du colchique et de son principe actif.

§ III

NOTRE PROCÉDÉ D'EXTRACTION DE LA COLCHICINE CRISTALLISÉE

Voici en quoi consiste notre procédé, susceptible de s'appliquer à l'analyse des bulbes, feuilles, fleurs et semences de colchique ; mais c'est principalement cette dernière partie de la plante que nous avons choisie pour l'extraction de la colchicine, soit parce qu'elle retient le principe actif à l'abri de toute cause d'altération, soit parce qu'elle en renferme une plus forte proportion ; notre choix n'a pas porté sur les semences de telle origine plutôt que de telle autre ; ce sont celles que l'on trouve habituellement dans le commerce qui ont servi à nos préparations.

Nous prenons :

Semences pulvérisées de colchique...	35 kilog.
Alcool à 96°......................	100 kilog.
Acide tartrique en solution à 1 pour 20	q. sff.
Chloroforme......................	q. sff.
Éther léger de pétrole............	q. sff.

Nous épuisons les semences de colchique réduites en poudre fine par des lixiviations méthodiques dans un appareil à déplacement, en versant par fractions l'alcool à 96 degrés, de telle façon que les dernières parties du véhicule s'écoulent incolores sans donner de précipité blanc avec le réactif de Mayer (iodure double de mercure et de potassium).

Les liqueurs alcooliques réunies et filtrées sont distillées dans le vide à une faible température, de manière à ne pas soumettre la colchicine à l'action d'une trop forte chaleur et à retirer la totalité du dissolvant ; car les moindres traces offriraient un véritable obstacle aux opérations subséquentes et principalement à la cristallisation du produit.

Le résidu, de couleur verdâtre, est constitué par une masse extractive composée de deux parties distinctes, l'une inférieure, aqueuse et d'une faible capacité ; l'autre, supérieure et huileuse, occupant un volume environ vingt fois plus considérable que la première; il est agité dans un flacon portant à sa base une tubulure qu'on peut ouvrir ou fermer au moyen d'un robinet, il est agité, dis-je, à plusieurs reprises avec une solution d'acide tartrique à cinq pour cent d'eau jusqu'à ce que les dernières liqueurs ne fournissent plus un précipité sensible par l'addition de quelques gouttes du réactif de Mayer; cette opération purement mécanique a pour but d'extraire des matières grasses et résineuses la colchicine qui passe dans la solution acide; peut-être même l'acide tartrique joue-t-il un rôle chimique plus important, celui de décomposer l'oléate de colchicine, d'isoler d'une part l'acide oléique insoluble dans l'eau et de rendre libre, d'autre part, la colchicine qui deviendrait soluble à l'état naissant en présence de la solution tartrique.

La solution acide de colchicine est tirée à clair, filtrée et agitée d'abord avec de l'éther sulfurique privé d'alcool, de manière à enlever non seulement les dernières traces de matière huileuse qui auraient pu s'émulsionner ou se dissoudre mais encore une partie de la matière colorante soluble dans ce véhicule (la colchicine étant à peu près insoluble dans l'éther chimiquement pur, il n'y a pas la moindre perte de principe actif); puis les agitations de la solution tartrique de colchicine sont renouvelées avec un excès de chloroforme et on les répète jusqu'à ce que ce dernier ne dissolve plus les moindres traces de substance; ce que l'on reconnaît facilement lorsque par l'évaporation spontanée il ne laisse plus les moindres traces de résidu.

De la sorte, le chloroforme prend une coloration très brune et une consistance visqueuse; il enlève à la liqueur acide la totalité de la colchicine sans addition préalable d'alcali ni de bicarbonate et sans avoir recours à la neutralisation par l'emploi de bases caustiques, capable d'exercer une action de dédoublement sur le principe actif.

Au lieu d'abandonner à l'évaporation spontanée la solution chloroformique de colchicine; il est préférable et plus économique de retirer par distillation la plus grande partie de ce véhicule; le résidu d'une coloration d'un brun caramel est redissous à froid dans la plus petite quantité possible de chloroforme auquel on ajoute par petites fractions de l'éther de pétrole à 0,620 de densité et en agitant fréquemment de façon à faciliter le mélange des deux liquides.

L'emploi de l'éther de pétrole présente le précieux avantage de précipiter les derniers restes de matière colorante qui auraient échappé aux manipulations précédentes et de procurer un liquide clair et incolore qu'on décante et abandonne à l'évaporation spontanée ; ainsi se déposent au bout de quelques heures de longues aiguilles de colchicine cristallisée, quelquefois légèrement colorées, mais que l'on purifie et que l'on obtient incolores en les redissolvant dans un peu de chloroforme et en répétant le traitement à l'éther de pétrole.

Dans le cas actuel, l'éther de pétrole ne joue aucun rôle chimique ; bien loin de dissoudre la colchicine, il la précipite de ses solutions même chloroformiques, aussi son addition doit-elle être ménagée, se faire peu à peu et s'arrêter au moment propice, c'est-à-dire quand le mélange des deux liquides possède encore une certaine teinte colorée en jaune d'or ; si on versait trop d'éther de pétrole, le liquide supérieur deviendrait incolore et ne retiendrait plus de principe à l'état soluble. Le but capital de cette addition consiste à corriger l'action trop dissolvante du chloroforme qui, dans le cas de la colchicine, présente le grave inconvénient de dissoudre en même temps que la substance alcaloïdique une foule de produits inertes, tels que résines, matières colorantes et huileuses, sels et acides organiques dont la seule présence suffit à s'opposer à la cristallisation des principes actifs d'origine végétale.

En faisant un usage attentif et rationnel de ce liquide, on diminue graduellement et à volonté le pouvoir dissolvant du chloroforme qui d'abord se débarrasse des matières impures et conserve plus d'affinité pour les substances les plus pures et de nature alcaloïdique, précisément parce que son pouvoir dissolvant est moindre pour celles-là et plus énergique pour celles-ci.

C'est dans cette manipulation additionnelle et susceptible d'être regardée, de prime abord, comme très secondaire que réside toute la délicatesse du procédé et tout le secret pour faire cristalliser la colchicine.

C'est donc en nous basant sur l'emploi rationnel des divers

dissolvants que la chimie met à notre disposition, alcool et chloroforme et d'autre part, sur la solubilité de la colchicine dans un mélange convenable de chloroforme et d'éther de pétrole qu'il nous a été possible d'établir non seulement notre méthode d'analyse organique immédiate du colchique, mais encore notre mode de purifier et d'obtenir la colchicine à l'état chimiquement pur, c'est-à-dire à l'état cristallisé.

Cette méthode nous a permis de retirer comme rendement des semences de colchique une quantité de principe actif qui n'est pas inférieure à 3 grammes par kilogramme; les bulbes de cette même plante contiennent une proportion de colchicine beaucoup moindre; car 1,000 grammes ne nous en ont fourni que 40 centigrammes.

§ IV

PROPRIÉTÉS PHYSIQUES ET CHIMIQUES DE LA COLCHICINE CRISTALLISÉE

La colchicine cristallisée est une substance blanche et incolore : cependant une exposition prolongée soit à l'air, soit à la lumière exerce sur ses cristaux un certain changement de coloration et la transforme en une matière d'un jaune légèrement ambré.

Elle se présente sous la forme de prismes orthorhombiques, susceptibles de subir des modifications régulières ou hémiédriques; mais la forme la plus fréquente est celle du prisme droit à base rectangle; on rencontre aussi un grand nombre de cristaux, portant des troncatures sur les arêtes des bases, ainsi que des hexagones résultant de modifications hémiédriques sur les arêtes aiguës latérales de prismes à base rhombe.

La colchicine cristallisée constitue un composé chimique d'une pureté absolue; à ce propos qu'il me soit permis de protester contre les allégations erronées de M. ZEISEL, chimiste de Vienne, auteur d'un travail sur la colchicine et la colchicéine, « d'après lui, les cristaux qui se déposent d'une solution de « colchicine dans le chloroforme ne sont pas, comme M. Houdé

« l'annonce, de la colchicine, mais bien une *combinaison de*
« *la colchicine avec le chloroforme* » : le chloroforme n'en est
pas séparé « par une exposition prolongée à l'air, mais il est
« nécessaire de dissoudre les cristaux dans l'eau et de faire
bouillir la dissolution pendant quelques instants » (1).

Afin de contrôler et de vérifier cette assertion, nous avons
mis en pratique le procédé employé en toxicologie pour reconnaître la présence du chloroforme dans les matières organiques,
procédé fondé sur ce que les vapeurs de ce composé se détruisent au rouge sombre en donnant du chlore et de l'acide chlorhydrique, lesquels déterminent un abondant précipité blanc
cailleboté dans une solution de nitrate d'argent.

La matière suspectée (5 grammes de colchicine cristallisée) a
été introduite dans un ballon, après l'avoir convenablement
divisée et délayée dans l'eau distillée; ce ballon a été mis en
communication avec tout l'appareil usité en semblable circons-
tance et dont il serait superflu de rappeler ici le dispositif; le
tube de verre est chauffé au rouge sombre et l'aspirateur est
mis en œuvre en ayant soin que le gaz ne passe que bulle à
bulle dans le laveur à boules de Will et Warrentrapp. Or, en
nous plaçant dans ces conditions, nous n'avons pas vu la solution
de nitrate d'argent se troubler par la formation de chlorure d'argent, qui infailliblement n'aurait pas manqué de prendre naissance au contact du chlore si la colchicine avait renfermé du
chloroforme.

La négation de cette réaction si caractéristique nous auto-
rise à conclure et à affirmer que notre colchicine cristallisée est
exempte de chlore et par cela même de chloroforme.

La colchicine possède une odeur agréable et une saveur très
amère qui persiste dans la gorge pendant plusieurs heures,
sans provoquer le moindre phénomène de strangulation ni de
cuisson; elle est hydratée et contient 17,2 pour cent d'eau de
cristallisation qu'il est facile de lui enlever par la chaleur.

Elle est très soluble dans l'alcool à 90°, dans l'alcool à 60°
et dans le chloroforme; sa solubilité est beaucoup moins

____

(1) Académie des sciences, 98, 1587, 1884.

grande dans la benzine ; presque insoluble dans l'éther, dans l'eau et dans la glycérine et dans l'alcool amylique ; insoluble dans les huiles lourdes et légères de pétrole, dans les solutions de potasse et de soude ; elle se dissout facilement dans l'ammoniaque et dans l'acide oléique sans prendre une coloration jaune : tous ces dissolvants l'abandonnent sous forme d'une masse amorphe jaune. La colchicine est lœvogyre, son pouvoir rotatoire, rapporté aux cristaux anhydres et mesuré en solution dans l'alcool à 90° s'exprime par 9 degrés de déviation à gauche ce qui correspond à — 21 degrés saccharimétriques (appareil Laurent).

Lorsqu'on chauffe la colchicine dans un tube à essai, elle fond et persiste dans son état liquide avec l'aspect d'un corps huileux plus dense que l'eau ; fondue avec de la potasse, elle se transforme en une masse homogène de coloration rouge, puis noire et charbonneuse, et dégage en même temps une légère odeur ammoniacale à laquelle succède celle de la pyridine si facile à reconnaître à l'odorat : ces vapeurs bleuissent fortement le papier rouge de tournesol ; ce qui indique la présence d'une base volatile azotée. La colchicine critallisée fond à 93° ; si on la prive de son eau de cristallisation, le point de fusion est modifié et s'élève jusqu'à 163° ; chauffée sur une lame de platine, elle brûle sans laisser de résidu.

Sa réaction n'est pas sensible au papier de tournesol ; elle ne devient pas manifeste non plus si l'on verse goutte à goutte la solution alcoolique de colchicine dans la liqueur bleue de tournesol qui ne vire pas au rouge : c'est une substance neutre.

La colchicine cristallisée n'est donc pas à proprement dire un alcali végétal : c'est un principe azoté, dont la composition chimique répond à la formule.

(équivalent $C^{46}H^{27}AzO^{14}$........$C^{23}H^{27}AzO^{7}$ (atomique).

Cette formule a été établie à la suite de plusieurs combustions organiques qui nous ont permis de calculer les proportions centésimales des divers éléments constituant cette substance ; voici les résultats que nous ont fournis deux de ces analyses :

Première analyse.

Carbone........................ 64.203
Hydrogène 6.208
Azote 3.222

Deuxième analyse.

Carbone 64.057
Hydrogène 6.142
Azote 3.222

La moyenne de ces deux analyses donne pour composition centésimale de la colchicine :

Carbone 64.130
Hydrogène 6.175
Azote 3.222
Oxygène par différence 26.473
                                ————————
                                 100.000

Sans rendre compte des calculs intermédiaires, nous avons tiré de cette composition la formule $C^{46}H^{27}AzO^{14}$ qui correspond à la composition centésimale suivante :

Carbone 64.335
Hydrogène 6.295
Azote 3.263
Oxygène 26.107
                                ————————
                                 100.000

La formule calculée est très rapprochée de celle obtenue par l'analyse ; elle diffère des chiffres signalés par M. Berthelot $(C^{46}H^{31}.AzO^{22})$, par Hubler $(C^{34}H^{19}AzO^{10})$, par M. Oberlin $(C^{35}H^{22}AzO^{11})$; mais ces deux dernières formules ne doivent pas subir le moindre parallèle avec la nôtre. Les analyses élémentaires n'ont pas porté à notre avis sur de la colchicine vraie et pure, mais bien sur de la colchicéine ; c'est du moins l'aveu des auteurs qui déclarent n'avoir jamais pu obtenir de colchicine cristallisée ; mais une substance jaune amorphe, pulvérulente ; tous deux encore concluent à l'isomérie de la colchicine avec la colchicéine.

L'équivalent de la colchicine doit être exprimé par la somme de chacun des éléments composants, carbone, hydrogène, azote, oxygène ; dès lors il est représenté par le chiffre 429, qui s'applique non pas au produit cristallisé, mais au produit anhydre, car nos combustions organiques ont été pratiquées sur de la colchicine cristallisée ayant été privée d'eau par dessiccation dans une étuve à 100° jusqu'à ce que son poids demeure invariable.

Comme à l'état hydraté, elle contient 17.2 pour 100 d'eau de cristallisation, que son équivalent anhydre est de 429, il est facile d'en déduire qu'à 429 de colchicine cristallisée correspondent 89,11 d'eau, soit en chiffre rond 10 aqua (10×9 ou *équivalent de l'eau* $= 90$) : il s'ensuit donc que la colchicine cristallisée a pour formule exacte $C^{46}H^{27}AzO^{14} + 5 (H^2O^2$ et que son équivalent doit être exprimé *par le nombre* 429 $+$ 90 soit 519.

§ V

ACTION DES DIVERS ACIDES SUR LA COLCHICINE

1° — ACTION DE L'ACIDE CHLORHYDRIQUE

Lorsqu'on chauffe vers 120 degrés pendant 2 heures dans des tubes scellés une certaine quantité de colchicine avec un excès d'acide chlorhydrique, il y a décomposition totale et transformation de la colchicine en ses éléments générateurs, que nous sommes parvenu à isoler et à caractériser d'une façon très nette.

On recueille dans une éprouvette remplie de mercure les gaz renfermés dans le tube scellé ; on absorbe l'acide chlorhydrique à l'aide d'un fragment de potasse caustique humide : examinant les propriétés du gaz, nous avons constaté qu'il était incolore, doué d'une odeur éthérée, soluble dans l'eau, dans l'alcool, sans action sur le papier de tournesol et ne donnant pas de précipité avec le nitrate d'argent, puis nous l'avons chauffé à 100 degrés avec une solution de potasse dans un ballon scellé pendant 12 heures : il s'est déposé des cristaux que l'analyse a fait reconnaître comme étant du chlorure de potassium, c'est-à-dire qu'une des parties composantes de notre gaz était représentée par du chlore. La liqueur est décantée, distillée puis additionnée de carbonate de potasse : on voit se séparer de la partie aqueuse sous-jacente un liquide surnageant sous la forme d'une couche légère et très fluide. Après rectification il est incolore, d'une odeur spiritueuse, un peu aromatique, brûlant avec une flamme pâle, bouillant à 65°,8 et sa densité est de 0.812; ce corps dissout un peu le soufre et un certain nombre de résines, forme avec l'acide iodhydrique un éther d'une odeur suave.

Toutes ces propriétés nous démontrant que ce liquide est de l'acool méthylique, et que le radical méthyle constituait bien la seconde partie du gaz renfermé dans le tube scellé.

D'où il s'ensuit que ce gaz était formé par la combinaison du chlore avec l'alcool méthylique, et n'était autre chose que de l'éther méthylchlorhydrique, le chlore provenant de l'acide chlorhydrique employé dans la réaction et le radical *méthyle* résultant nécessairement de la décomposition de la colchicine, et formant un *des deux éléments* composants de ce principe immédiat.

D'autre part, le liquide qui reste dans le tube scellé, se représente avec une coloration d'un brun peu accentué : on neutralise l'excès d'acide chlorhydrique par le bicarbonate de potasse et on agite avec du chloroforme qui se charge de principes colorés : par évaporation spontanée on obtient une substance jaunâtre, amorphe et susceptible de cristalliser si l'on additionne peu à peu d'éther de pétrole léger la solution de chloroforme ; cette substance présente tous les caractères des alcaloïdes ; elle se distingue de la colchicine par des réactions que nous allons indiquer, elle constitue la *colchicéine* de M. Oberlin.

D'après l'ensemble de tous ces faits, il faut conclure que la colchicine sous l'action de l'acide chlorhydrique se décompose et se dédouble en alcool méthylique et en colchicéine, qu'elle est formée par l'union de ces deux éléments ; elle ne serait en un mot que de la *méthylcolchicéine*.

L'acide chlorhydrique ne possède pas seul la propriété de faire subir à la colchicine de telles modifications chimiques ; les acides minéraux et organiques, forts ou dilués, de même que les alcalis et leur solutions étendues ou concentrées sont des agents capables de produire les mêmes phénomènes de décomposition : tous possèdent la propriété d'altérer la colchicine, mais à des degrés variés, avec des influences plus ou moins énergiques, et dans des intervalles de temps plus ou moins prolongés ; c'est ce qui explique la formation parallèle de produits intermédiaires moins purs, et justifie la résolution que nous avons adoptée d'exclure l'emploi des acides et des bases soit dans l'extraction de la colchicine cristallisée, soit dans les préparations pharmacologiques à base de colchique.

La colchicine est très soluble dans l'acide oléique, sans subir la modification chimique provoquée par les acides en général ; ce qui nous explique son état parfait de conservation dans les semences de colchique.

En résumé la colchicine ne se combine pas aux acides pour former des sels.

2⁰ — ACTION DE L'ACIDE AZOTEUX SUR LA COLCHICINE —
OXYCOLCHICINE

Si l'on fait réagir l'acide azoteux sur la colchicine, il se produit une réaction dans laquelle prend naissance une nouvelle base que nous désignerons sous le nom d'oxycolchicine.

Mode de préparation. — L'oxycolchicine se prépare en versant dans une solution tartrique de colchicine faite à froid une quantité équivalente d'azotite d'argent ; on chauffe le mélange peu à peu vers 70 et 80° et d'abord il se dégage un grand nombre de bulles gazeuses (bioxyde d'azote) : le liquide se colore légèrement en jaune; on le filtre et on l'agite avec du chloroforme qui par évaporation abandonne une substance amorphe à peine colorée et qu'il est facile de faire cristalliser, en la redissolvant dans un mélange convenable de chloroforme et d'éther de pétrole.

L'oxycolchicine est sans odeur et possède une saveur rappelant celle de la colchicine et qui persiste dans la gorge pendant plusieurs heures ; sa réaction est faiblement alcaline, le papier rouge sensibilisé de tournesol est ramené à une légère teinte bleue, elle est insoluble dans l'eau et l'éther, soluble dans l'alcool et le chloroforme. Chauffée sur une lame de platine, elle brûle avec un résidu.

La solution chlorhydrique d'oxycolchicine est précipitée en blanc par la potasse et la soude, et le précipité est insoluble dans un excès de réactif ; l'ammoniaque ne donne aucune réaction apparente. Le perchlorure de fer n'y détermine pas la formation d'une coloration vert pomme, ce qui distingue l'oxycolchicine de la colchicéine ; l'addition de quelques gouttes d'acide nitrique détermine une coloration violacée, assez fugace, virant au rouge cerise par l'addition d'une base alcaline. Par le réactif de Mandelin (sulfovanadate de sodium), on observe bien une trace de coloration verte, à peine sensible.

3° — ACTION DE L'IODE SUR LA COLCHICINE — IODOCOLCHICINE

La colchicine forme avec l'iode une combinaison jaune, amorphe, très friable ; on l'obtient en faisant une dissolution dans le chloroforme à parties égales d'iode et de colchicine et en portant le mélange à la température de 40 degrés pendant plusieurs heures ; si on évapore la préparation préalablement filtrée, il se dépose une substance noirâtre, avec reflets rouges. Mais, si on traite de suite la solution chloroformique par un excès de potasse caustique, deux couches liquides ne tardent pas à se superposer ; l'une aqueuse contenant de l'iodure de potassium et l'autre renfermant l'iodocolchicine qu'on élimine par évaporation spontanée du chloroforme.

L'iodo-colchicine est sans odeur ; sa saveur est encore beaucoup plus amère et plus persistante, elle est un peu soluble dans l'eau, très soluble dans l'alcool, l'éther et le chloroforme ; la potasse et la soude la précipitent de ses solutions ; le perchlorure de fer ne produit pas avec cette substance une coloration verdâtre ; l'acide azotique ajouté goutte à goutte, y détermine une série de réactions colorées rouge et

violacée, d'une fugacité très nette ; le sulfovanadate donne
naissance à une coloration verdâtre.

4° — ACTION DE LA COLCHICINE SUR LA LIQUEUR CUPRO-POTASSIQUE

L'action de la colchicine sur la liqueur cupro-potassique de
Fehling préalablement portée à l'ébullition n'a pas exercé le
moindre phénomène de réduction ; mais si on intervertit la colchicine en la faisant bouillir au contact de quelques grammes
d'acide chlorhydrique, et si on renouvelle l'essai avec la solution cuivrique, on ne tarde pas à être témoin d'une réduction
très abondante du sel bleu, il se dépose en même temps un abondant précipité rouge d'oxydule cuivreux ; cette réaction, sans
nul doute, doit être attribuée à la présence d'une matière
sucrée, et nous avons pensé à extraire celle-ci, afin d'en faire
l'étude et d'en examiner les propriétés chimiques.

A cet effet, une certaine quantité de colchicine a été traitée par
l'acide chlorhydrique, en élevant la température du mélange
jusqu'à 80 degrés en ayant soin d'en constater l'action réductrice très évidente ; cette solution acide a été neutralisée par le
bicarbonate de potasse, filtrée et agitée avec le chloroforme à
deux reprises différentes afin d'éliminer la totalité de la colchicéine qui avait pris naissance. Après l'avoir évaporée au bain-
marie jusqu'à consistance sirupeuse, le résidu a été repris par
l'alcool absolu, afin de séparer ladite substance sucrée du chlorure de potassium ; la partie alcoolique a été concentrée à basse
température et la matière extractive reprise par l'eau distillée ;
cette dernière solution n'a exercé aucune action réductrice sur
la liqueur cupro-potassique, ce qui nous indique très nettement
que la colchicine en se dédoublant ne donne pas naissance à du
glucose ; mais bien à une substance capable de réduire la
liqueur cuivrique, la *colchicéine* déjà signalée et qui avait été
enlevée par le chloroforme.

§ VI

RÉACTIONS CHIMIQUES

Après avoir fait connaître le mode d'extraction de la colchicine, ses propriétés physiques et sa formule chimique, il nous reste à passer en revue les réactions typiques qui constituent, à proprement parler les caractères chimiques de cette substance.

Réaction. — Bien que Geiger représente la colchicine cristallisée comme possédant une réaction légèrement alcaline, nous devons déclarer qu'elle n'exerce aucune action sur le papier de tournesol ; elle ne ramène pas au bleu le papier rouge, ni au rouge le papier bleu ; elle est donc d'une neutralité absolue.

Acides dilués. — Les acides organiques : tels que les acides tartrique, citrique et acétique dissolvent la colchicine et communiquent à la solution une coloration d'un jaune citron ; les acides minéraux dilués donnent lieu aux mêmes phénomènes de dissolution et de coloration, mais avec plus de rapidité et d'intensité.

Acides sulfurique et chlorhydrique. — Les acides sulfurique et chlorhydrique à l'état concentré dissolvent la colchicine et le liquide prend une coloration d'un jaune légèrement verdâtre.

Acide nitrique concentré. — Cet acide mis en contact avec quelques aiguilles cristallisées de colchicine communique au mélange une série de colorations diverses, très évidentes et très caractéristiques ; d'abord on voit apparaître une légère teinte jaune, qui devient un peu verdâtre ; après quelques secondes d'attente, la coloration passe au rouge cramoisi puis devient très violacée, enfin elle disparaît pour laisser un liquide presque incolore ; si à ce moment on verse goutte à goutte un alcali quelconque, soude, potasse, ammoniaque, il se développe une coloration rouge cerise persistante, qu'un excès d'acide azotique détruit et ramène à la teinte jaune citron.

Potasse et soude. — Si, dans une solution tartrique de colchicine, on ajoute de la soude ou de la potasse, il se forme un précipité blanc gélatineux, insoluble dans un excès de réactif, soluble sous l'action de la chaleur.

Ammoniaque. — Même réaction, avec cette grande différence qu'un excès d'ammoniaque redissout le précipité.

Carbonates et bi-carbonates alcalins. — Ces réactifs ne déterminent qu'une légère opalescence.

Acide sulfurique et nitrate de potasse. — Cette réaction indiquée par le professeur Dragendorff constitue un bon caractère de la colchicine ; en effet si à une dissolution de colchicine dans l'acide sulfurique concentré on ajoute un fragment d'azotate de potasse fondu ou cristallisé, la coloration jaune primitive passe par une série de colorations variées, elle devient d'un bleu manifeste, puis verdâtre, et enfin légèrement violacée : et si on neutralise par un alcali, soude, potasse ou ammoniaque, il se développe une magnifique coloration rouge cerise.
M. Philippe Laffont, a su tirer profit de ce réactif et en faire un nouveau caractère chimique, mais en se plaçant dans d'autres conditions : « Si, dit-il, on fait un mélange à
« volumes sensiblement égaux d'azotate de potasse et d'acide
« sulfurique concentré, la colchicine prend une coloration
« violette analogue à celle que produit l'acide azotique chargé
« de vapeurs nitreuses : mais si, au contraire, on met une très
« faible quantité d'azotate de potasse (un cristal par exemple)
« dans 10 centimètres cubes d'acide sulfurique concentré), on
« obtient une magnifique coloration verte : nous avons répété
« cette série de manipulations et nous avons constaté le bien
« fondé de toutes ces réactions.

Sulfovanadate d'ammonium (Réactif de Mandelin).

M. Mandelin, élève du professeur Dragendorff a signalé un

nouveau réactif de la colchicine ; il se compose de vanadate d'ammonium dissous au moyen de l'acide sulfurique monohydraté dans les proportions suivantes :

Vanadate d'ammoniaque................ 1 gr.
Acide sulfurique monohydraté........... 200 gr.

Mis au contact de la colchicine, ce réactif donne une coloration violette intense, très fugace et susceptible de virer au rouge violacé par l'addition de quelques gouttes d'eau.

Le *réactif de Frohde* (acide sulfomolybdique) détermine avec la colchicine la formation immédiate d'une coloration verte, très intense et très stable.

Acide sulfurique et bichromate de potasse. — Si, dans une dissolution concentrée d'acide sulfurique et de bichromate de potasse, on introduit une trace de colchicine, la coloration rouge primitive se modifie peu à peu, devient jaune citron, puis verdâtre ; la teinte est très marquée et rappelle celle du sulfate de protoxyde de fer, cette réaction est lente à se produire et ne se développe qu'au bout de 10 à 15 minutes ; cependant il est facile de l'accélérer en chauffant modérément le mélange.

Voici quelle est la formule de ce réactif :

Bichromate de potasse................. 1 gr.
Acide sulfurique monohydraté.......... 20 gr.

Dissolvez par trituration et conservez ; le liquide présente une belle coloration rouge, plus grande que celle du bichromate de potasse.

Perchlorure de fer. — Ce sel n'influence en rien la colchicine ; ce qui est en contradiction avec l'opinion de M. Dragendorff ; lorsque la colchicine se colore en vert sous l'action de ce réactif, on doit attribuer ce fait à la présence de la colchicéine.

Acides gallique et pyrogallique. — Ils ne donnent pas le moindre précipité avec la solution de colchicine.

Acide picrique, légère opalescence dès le début ; puis précipité de plus en plus manifeste.

Tannin. — La solution tartrique de colchicine donne avec le tannin un précipité blanc soluble à chaud.

Chlorure d'or. — Précipité jaune d'or, très abondant, soluble à chaud.

Bichlorure de platine. — Pas de précipité.

Iodure double de cadmium et de potassium. — Précipité jaune citron, cailleboté soluble à chaud.

Iodure de potassium ioduré.—(Réactif de Bouchardat) précipité d'un rouge brique, soluble dans l'alcool.

Phospho-molybdate de sodium. — Précipité blanc granuleux, soluble à chaud.

Iodure double de mercure et de potassium.— Ce réactif détermine la formation d'un précipité jaune, très abondant, cailleboté, soluble sous l'action de la chaleur, ainsi que dans l'alcool et le chloroforme ; insoluble dans l'éther.

Ce réactif permet de déceler 1/25 de milligramme de colchicine ; il est donc moins sensible que l'acide nitrique au moyen duquel on obtient une réaction manifestement violacée avec 1/80 de milligramme.

Par le *sulfocyanure de potassium,* pas de précipité.

§ VII

DE LA COLCHICÉINE

La colchicéine n'est pas un principe immédiat, retiré du colchique d'automne ; elle ne préexiste pas dans la plante, ainsi que l'admet M. Oberlin ; en effet ce dernier auteur, afin de confirmer son opinion sur ce point, préparait avec les semences de colchique un extrait alcoolique, et le reprenait à l'état sirupeux par l'acide sulfurique dilué : cette dernière solution était agitée avec un véhicule dissolvant qui par évaporation abandonnait de la colchicéine. Or, d'après notre étude chimique, nous savons que la colchicine s'altère rapidement surtout au contact des acides minéraux et se transforme en colchicéine : il est donc hors de doute que dans ses manipulations M. Oberlin a dédoublé la colchicine en colchicéine ; du reste Hubler n'admet pas non plus la préexistence de la colchicéine dans la plante et se base absolument sur les mêmes considérations que nous-mêmes.

La colchicéine est une substance acide, et par conséquent ne devant pas être considérée comme un alcaloïde, parce qu'elle ne se combine pas aux acides pour former des sels ; elle joue le rôle d'acide faible, chasse l'acide carbonique des carbonates et s'unit aux oxydes métalliques.

Mode de préparation. — La colchicéine peut prendre naissance aussi bien en la soumettant à l'influence des bases qu'à celle des acides : voici le procédé que nous avons adopté.

La colchicine cristallisée est triturée avec une solution d'acide chlorhydrique très étendue ; le mélange prend une coloration jaune d'or ; on laisse en contact pendant plusieurs jours, afin de donner le temps à l'acide de transformer la totalité de la colchicine ; pour abréger cette réaction, il est préférable de porter le mélange à l'ébullition pendant quelques minutes ; au lieu de concentrer la liqueur acide à une température voisine de 40 à 50°, comme l'indique M. Oberlin, nous agitons la solution acide filtrée avec un excès d'éther qui enlève la colchicéine ; par évaporation spontanée, on recueille des cristaux blancs de la substance.

Si on élève trop rapidement la température l'action de l'acide chlorhydrique s'exerce trop énergiquement ; il se forme une matière noire, de nature résineuse et rappelant l'aspect du goudron ; alors le rendement en colchicéine se trouve diminué dans des proportions assez grandes.

Propriétés physiques et chimiques de la COLCHICÉINE.

La colchicéine est une substance cristallisée en lamelles incolores, insoluble dans l'eau froide, très soluble dans l'alcool, dans l'éther, dans le chloroforme, dans la benzine et dans l'alcool méthylique ; elle se dissout dans les acides sulfurique et chlorhydrique en communiquant à la liqueur une coloration jaune ; elle est également soluble dans la potasse et l'ammoniaque.

La colchicéine n'a pas d'odeur spéciale, ni de saveur amère comme la colchicine ; ce qui constitue un caractère organoleptique, très différentiel ; elle rougit le papier bleu de tournesol.

La colchicéine exposée à la lumière se colore légèrement en jaune, chauffée sur une lame de platine elle fond et brûle sans résidu : elle fond à 152° : chauffée avec de la potasse {caustique, elle prend une coloration brune et dégage un gaz, doué d'une odeur spéciale et ramenant au bleu le papier rouge de tournesol.

La colchicéine exerce une action réductrice sur la liqueur cupro-potassique de Fehling, action d'autant plus rapide à se manifester que la solution est plus acide.

La colchicéine est une substance acide, renfermant de l'azote et une matière sucrée ; elle se combine aux alcools, par exemple à l'alcool méthylique pour former la colchicine qui serait un éther ; au contact de l'alcool éthylique, elle engendre un composé de couleur verdâtre, tout à fait dissemblable d'elle-même ; en même temps que la colchicéine doit être rangée parmi les glucosides, on doit la considérer comme un phénol dont elle possède les propriétés fondamentales.

Il s'ensuit que la fonction chimique de cette matière organique est très complexe.

Réactions chimiques de la colchicéine.

Les réactions chimiques de la colchicéine ont été jusqu'à ce jour confondues et identifiées avec celle de colchicine d'où elle dérive ; bien que ces deux substances possèdent un grand nombre de caractères communs, il est assez facile de les différencier et de les distinguer l'une de l'autre, comme nous allons l'indiquer plus loin.

Comme la colchicine, la colchicéine ne donne au contact des acides minéraux et organiques qu'une simple dissolution accompagnée d'une coloration jaune citron ; avec l'acide nitrique fumant la colchicéine est très lente à présenter la série de coloration jaune, verdâtre et violacée ; l'iodure double de mercure et de potassium détermine dans une solution de colchicéine un précipité jaune sale ; l'eau iodée produit un précipité rouge brique ; l'eau bromée, un précipité blanchâtre floconneux ; l'acide phosphomolybdique, un précipité blanc :

Caractères différentiels de la colchicine et de la colchicéine.

CARACTÈRES ORGANOLEPTIQUES	COLCHICINE	COLCHICÉINE
Saveur	Douceâtre ; puis on ressent une grande amertume accompagnée de sécheresse de la gorge.	Pas d'amertume sensible au palais.
Réaction	Neutre.	Acide.
Vanadate d'ammonium	Coloration jaune d'or, puis apparition d'une légère nuance rouge ; par l'addition de Ko et de A Z H3, celle-ci s'accentue.	Coloration verte, intense très fugace : par l'addition de Ko et A Z H3, on voit se succéder une série de colorations violacée, verte, et enfin il se forme un précipité avec reflets pourpres.
Perchlorure de fer	Ne détermine aucune réaction colorée.	Coloration vert pomme très intense, non fugace ; persistant presque indéfiniment.
Tannin	Précipité blanc.	Pas de précipité.

De ce tableau comparatif, dans lequel sont mis en regard les caractères différentiels de la colchicine et de la colchicéine, il résulte que les caractères organoleptiques et chimiques se prêtent un concours mutuel et utile pour reconnaître chacune de ces deux substances entre lesquelles les auteurs n'ont guère fait de différence ; tandis que la colchicine est douée d'une amertume très prononcée et tenace, la colchicéine n'exerce sur le palais et la langue aucune sensation désagréable.

Quant à la réaction chimique, bien typique et déjà signalée d'abord par M. Oberlin et ensuite par M. Philippe Laffon, elle est aussi précieuse si non plus que la précédente ; sa sensibilité extrême permet de déceler quelques milligrammes de colchicéine, même lorsque cette substance serait mélangée avec un volume plus grand de colchicine ; car, malgré l'opinion de M. Dragendorff, la colchicine chimiquement pure ne donne pas avec le perchlorure de fer la *coloration verte,* signalée plus haut ; si le savant professeur de Dorpat a constaté avec la colchicine la réaction verte, c'est que son produit était impur et souillé de *colchicéine.*

Dans une recherche médico-légale, lorsqu'il s'agit d'un empoisonnement par la colchicine, il serait intéressant de constater la présence de la *colchicéine ;* car sa plus ou moins grande proportion indiquerait qu'elle est l'influence du temps sur la colchicine exposée à l'action de l'humidité et des matières minérales qui constituent la composition chimique du sol où s'est faite l'inhumation :

CHAPITRE IV

ÉTUDE PHARMACOLOGIQUE DU COLCHIQUE ET DE LA COLCHICINE CRISTALLISÉE

Comme corollaire inévitable de l'étude détaillée que nous venons de présenter sur la colchicine cristallisée, tant au point de vue chimique que toxicologique, nous avons pensé qu'il restait à combler une grande lacune, non seulement en tâchant de revoir et de discuter l'opinion des différents pharmacologistes qui se sont occupés de la question du colchique et de ses préparations officinales, mais aussi en soumettant à un examen rigoureux la valeur de chacune d'elles, et en leur appliquant avec la plus extrême sévérité ce *critérium* irrécusable dont la sanction est pleine d'autorité, je veux parler de l'analyse chimique appliquée au dosage des divers produits à base de colchique que nous fournit la pharmacie ; c'est donc avec cette balance d'une sensibilité et d'une justesse absolue, que nous nous proposons de peser, d'apprécier et de juger la valeur pharmacologique de ces préparations ; car c'est elle qui nous apprendra leur titre et leur richesse véritable en principe actif, c'est-à-dire en colchicine cristallisée.

D'autre part, nous ne devons pas oublier que, si la physiologie et la thérapeutique, ces deux sciences inséparables et dérivant l'une de l'autre acceptent avec tant d'empressement et de générosité l'essai expérimental et clinique des médicaments et des principes immédiats, nous devons savoir nous rappeler qu'en retour d'une telle marque de confiance il est de notre devoir le plus important de mettre à leur service tout notre labeur pour préparer et leur fournir des substances actives, toujours identiques à elles-mêmes, invariables dans leurs effets et offrant la garantie de la plus grande pureté chimique, c'est-à-dire des principes se présentant à l'état cristallisé, car c'est le type le plus élevé dans l'échelle de l'activité expérimentale.

De la sorte, la pharmacie, ayant toujours devant elle, comme point fixe, le perpétuel souci de livrer des médicaments constants dans leur énergie, deviendra un puissant auxiliaire pour la médecine, et ces deux sciences, se prêtant un concours fraternel et plus efficace, auront la facilité de s'entr'aider pour faire avancer la solution du plus haut problème qui intéresse l'humanité, c'est-à-dire pour la conservation de la santé de l'espèce humaine. La pharmacie, dis-je, ne cessera de marcher sur les traces des illustres maîtres, tels que les Pelletier, les Caventou, et saura, par ses progrès continus, gagner l'estime générale et conquérir le rang qu'elle a le droit d'occuper dans le concert des sciences utiles.

L'étude pharmacologique du colchique nous a suggéré bon nombre d'idées sur le choix plus judicieux de la partie de la plante la plus propice et la plus convenable aux préparations officinales ; elle nous a conduit à étudier, analyser et comparer les différentes pharmacopées et en particulier le Codex français, qu'en raison de son autorité légale nous respectons la plupart du temps dans ses indications.

Nous aurions désiré que la nouvelle Pharmacopée de 1884, en cela plus soucieuse de la dignité scientifique que de l'antiquité des formules et montrant plus de rigueur à l'endroit des préparations parfois inertes et souvent infidèles, les eût reléguées aux calendes grecques, afin de donner droit d'asile à celles qui se recommandent par une activité toujours égale et réelle.

Nous aurions encore désiré que, disqualifiant les parties de la plante à peu près dépourvues de principe actif et signalant comme hérétiques les préparations douteuses et incertaines dans leur énergie, et qui n'ont d'autres recommandations que leur vieillesse sécularisée et l'indulgence des codificateurs, il supprimât radicalement leur inscription de ses pages officielles et se dépouillât pour ainsi dire d'une escorte inutile et infinie, que la chimie et la thérapeutique ont déjà condamnée d'un commun accord ; ainsi, il serait arrivé moins chargé et plus alerte ; en même temps que son bagage eut été plus scientifique, il se serait inspiré des vrais principes de la science contemporaine.

En plein dix-neuvième siècle, au moment où la chimie éclaire l'univers et la science de son libre et savant flambeau, au moment, dis-je, où la vérité seule doit briller du plus pur éclat, confondant l'ignorance et les derniers préjugés qui faisaient partie de l'héritage des alchimistes, nous aurions enfin désiré qu'aux fluctuations incessantes des préparations de colchique et de toutes les plantes de la matière médicale jusqu'ici peu étudiées, succédât une opinion certaine, reposant sur les principes essentiels de la chimie et qu'il imposât une nouvelle pharmacologie plus résumée et plus simple, aussi éclairée pour l'avenir qu'elle était ténébreuse dans le passé, et ayant pour bases inébranlables les deux caractères primordiaux suivants : d'une part, l'*analyse chimique* appliquée à l'extraction de l'alcaloïde, et d'autre part, l'*essai expérimental* destiné à vérifier et à en établir les propriétés physiologiques.

Voilà les deux sanctions obligatoires que devrait porter en lui tout médicament avant de recevoir la consécration thérapeutique et avant d'être inscrit au Codex français ; de la sorte, on éviterait l'extrême variabilité dans les produits, l'inconstance dans leur composition chimique et par conséquent dans leur action physiologique et clinique.

D'où il résulterait que le médecin pourrait sans arrière-pensée compter sur l'efficacité et l'identité des prescriptions, de manière à instituer son traitement d'une façon presque mathématique.

§ Ier

EXAMEN COMPARATIF DES DIVERSES PRÉPARATIONS DE COLCHIQUE

Si la thérapeutique fait un usage fréquent et journalier des préparations de colchique et si leur nombre laisse quelquefois le médecin dans l'embarras du choix, et cela à juste raison, il n'en est pas moins vrai que ce dernier les prescrit souvent sans en connaître exactement l'énergie et la force ; mais il ne faut pas lui imputer la responsabilité d'une semblable méprise, car l'étude du colchique et de ses formes officinales n'a pas encore été sanctionnée jusqu'à ce jour par des travaux analytiques, vraiment capables d'éclairer cette question si obscure.

Cependant la plupart des auteurs, qui se sont occupés du colchique et de ses préparations soit au point de vue clinique, soit au point de vue pharmacologique, ont reconnu que cette plante jouit de propriétés anti-goutteuses. C'est ainsi qu'en Angleterre, M. Baring Garrod déclare que les préparations de colchique exercent une action puissante et favorable sur l'évolution de l'inflammation goutteuse, que son influence n'est pas limitée aux phénomènes de la goutte articulaire et qu'elle se montre encore toute-puissante contre les formes larvées. En France, le Dʳ Fiévée, qui a fait une étude thérapeutique approfondie de ce médicament en fait le plus grand éloge comme anti-goutteux; selon ce praticien, le colchique est pour la goutte ce que le sulfate de quinine est pour les fièvres intermittentes.

Mais toutes les préparations de colchique possèdent-elles la même activité? Quelle est la valeur chimique et pharmacologique de chacune d'elles? A quels caractères et comment est-il possible de reconnaître et de juger leur énergie?

Voilà ce que nous nous proposons de faire connaître.

Le Codex de 1866, comme celui de 1884, gardent le silence sur cette question; bien que les auteurs s'accordent à présenter les semences comme plus actives, d'autres comme Deschamps, d'Avallon, pensent que « la fleur pourrait bien être de toutes les « parties de ce végétal celle qui doit être choisie ; nous avons « ajoute-t-il, pour appuyer cette opinion les expériences qui « ont été publiées ; la facilité avec laquelle on obtient le suc de « fleurs et par conséquent leurs principes solubles, l'opinion « de plusieurs pharmacologistes qui ont étudié avec beaucoup « de soin les fleurs et leurs préparations ». Et, pour montrer combien est grande l'incertitude qui règne sur cette question du colchique, nous croyons utile de citer la note suivante extraite de l'officine de Dorvault: « Malheureusement, on n'est « pas bien fixé sur la meilleure de ses préparations, les uns « préfèrent les vins aux teintures, d'autres la teinture de

« bulbes à celle de semences et vice versâ, ou l'extrait de suc
« préparé dans le vide; quant à nous, nous appliquons ici les
« mêmes réflexions que nous avons faites au sujet des prépa-
« rations de l'aconit. »

Qu'il nous soit permis en passant de relever les réflexions
concernant l'aconit, car, depuis, les travaux si consciencieux
de M. Duquesnel ont élucidé la question de l'aconit et de l'aconitine avec la plus grande clarté et les conclusions si catégo-
riques de son travail prescrivent, à l'exclusion de toute autre,
l'usage des préparations faites avec les racines de la plante.

Si nous comparons le nombre des préparations de colchique
inscrites au nouveau Codex de 1884 avec celles de l'ancien
Codex de 1866, nous constatons qu'on a supprimé quelques-
unes d'entre elles, tels que le mellite, l'oxymel et la teinture
de bulbes de colchique et que, tout en conservant certaines
préparations de bulbes, de fleurs et de semences, on a introduit quelques modifications dans la formule du vinaigre de
colchique, modifications qui consistent principalement à dou-
bler la proportion de bulbes et à substituer 20 gr. d'acide acétique cristallisable à parties égales de vinaigre blanc; grave
erreur qu'il importe de signaler, puisque les acides les plus
dilués, même ceux d'origine organique, décomposent le principe
actif, la colchicine, et la dédoublent en colchicéine et autres
éléments organiques dont l'action thérapeutique est presque
nulle; nous sommes donc d'avis qu'il y a lieu de rejeter ce modus
faciendi détestable en tous points.

Pour la même raison que nous venons d'indiquer, c'est-à-dire
en présence de l'altérabilité immédiate que subit le principe actif
du colchique, nous n'hésitons pas à condamner toutes les préparations dans lesquelles il entre comme véhicule un acide
quelconque : de ce nombre se trouvent l'oxymel et les extraits
acétiques de bulbes et de semences de colchique.

Tout en applaudissant à l'exclusion de quelques formes
officinales, nous avons le regret de déclarer que le dernier
Codex ne soit pas allé plus loin dans la voie d'élimination et
qu'il aurait du réduire et écarter impitoyablement toutes les
préparations à base de bulbes; car, si celles de fleurs et semences
sont douées d'une activité constante et certaine, il faut admet-

tre après nos essais analytiques que les préparations obtenues avec les feuilles et les bulbes sont bien loin de posséder la même teneur en colchicine et par conséquent d'offrir la même énergie et la même puissance thérapeutique, et qu'elles varient presque à l'infini, suivant la pharmacie qui l'a préparée.

Depuis que nous avons étudié la colchicine cristallisée, ses propriétés chimiques et son mode d'extraction, nous croyons être suffisamment armés pour décéler la valeur de chaque préparation de colchique et leur richesse en principe actif; nous avons dirigé nos investigations dans toutes les parties de la plante, même dans celles qui sont inusitées comme les feuilles, les gousses, les radicelles, les anthères, le pollen, les styles et stigmates aussi bien que dans les bulbes, les fleurs et les semences dont l'emploi est quotidien ; il nous a été donné de constater que toutes contenaient une certaine proportion de colchicine, variable pour chacune d'elles ; ces essais qualitatifs et quantitatifs nous ont servi de guides pour dresser sous forme de tableau synoptique un état de nos résultats analytiques, comparés les uns aux autres.

§ II

TABLEAU SYNOPTIQUE DE LA TENEUR DES PRÉPARATIONS DE COLCHIQUE EN COLCHICINE

	Gr.	Gr.	Colchicine.
Extr. de semences de colchique (Codex)....	30	= 0,99	cristallisée
— — brut (non dépuré)....	30	= 1,05	
— — Résidus huileux éliminés par filtration.	30	= 0,13	
— de bulbes de colchique (acétique)...	30	= 0,20	amorphe
— de fleurs de colchique (alcoolique)..	30	= 0,80	
Teinture de semences de colchique......	250	= 0,175	cristallisée
— de bulbes de colchique........	250	= 0,070	amorphe
— de feuilles de colchique........	250	= traces.	
Alcoolature de feuilles de colchique.....	250	= 0,087	
— de bulbes de colchique......	250	= 0,110	
— de fleurs de colchique......	250	= 0,160	
Vinaigre de bulbes de colchique........	250	= 0,125	
Coques de fruits de colchique 0,325......	250	= 0,325	

Semences de colchique................ 1.000 = 3,35 cristallisée
Bulbes de colchique.................. 1.000 = 1,035 amorphe
    —   —   .... 0,45 cristallisée
Anthères, radicelles, tuniques de bulbes..   = traces.
Pollen, styles.........................   = traces.
Hermodactes, teinture de tubercules.....   250 = 0,063

D'après ce parallèle on voit que les semences de colchique représentent le plus haut degré de principe actif et par conséquent d'énergie thérapeutique, tandis que les bulbes et les feuilles sont bien moins riches en colchicine ; les feuilles cependant sont inférieures aux bulbes et les fleurs plus riches que ceux-ci tiennent à peu près le milieu entre les bulbes et les semences dans l'échelle de graduation ci jointe.

D'autre part, si l'on considère le rapport entre l'extrait de semences et celui de bulbes on trouve que ce dernier renferme cinq fois moins de colchicine, et si l'on compare la teinture de bulbes avec celle de semences, on voit que celle-là ne renferme que 2 fois et demi moins de ce premier principe actif ; il faut donc en conclure que l'extrait de bulbe a perdu environ la moitié de colchicine pendant sa préparation, ce qui n'a rien de surprenant, puisqu'il a été préparé en adoptant pour véhicule d'épuisement le vinaigre ou acide acétique dilué ; ce qui vient encore confirmer notre opinion que la colchicine s'altère sous l'influence des acides organiques les plus faibles.

De tout ce qui précède, il s'ensuit fatalement que la thérapeutique se trouve en présence de préparations éminemment dissemblables et dont l'invariabilité et l'infidélité constituent des mécomptes ; de là, l'incertitude du résultat dans le traitement institué par le médecin, incertitude d'autant plus regrettable qu'elle se traduit souvent par la négation de toute activité médicamenteuse.

Au point de vue pharmacologique, il ressort que les préparations faites avec les semences de colchique tiennent le premier rang, et de beaucoup, surtout si l'on considère que l'analyse chimique appliquée à l'extraction nous a toujours fourni comme résultat final de la colchicine cristallisée, alors que des préparations de fleurs, de bulbes et de feuilles nous n'avons jamais retiré qu'un produit amorphe, dont une bonne partie, il est vrai, est susceptible de cristalliser, comme nos expériences nous ont permis de le vérifier.

Mais certains pharmacologistes ont avancé que la richesse des bulbes en colchicine variait avec la saison de la récolte et que recueillis et traités à l'état frais, ils contenaient plus de principe actif qu'à l'état de dessiccation; selon les auteurs anglais, ce serait en juin ou juillet que le bulbe serait dans toute sa vigueur ; car, aussitôt après, il donne naissance au nouveau bulbe qui fleurit en automne et se nourrit au détriment de l'ancien ; mais d'autre part, Stolze a trouvé, en revanche, que la proportion de la matière amère n'est que de 2 pour 100 en automne et qu'elle augmente jusqu'en mars où elle atteindrait 6 pour 100, il y a donc dans l'époque de la récolte un important sujet de recherche.

En un mot, les préparations de bulbes, de fleurs et de feuilles faites avec la plante verte, c'est-à-dire les alcoolatures sont-elles plus riches en colchicine? Quelques auteurs ont prétendu que les fleurs à l'état frais offraient plus de régularité dans leur activité que les semences, c'est l'avis du Dr Forget : d'autre part, à l'appui de cette assertion que la plante est douée de propriétés plus énergiques à l'état frais, ne sait-on pas que les feuilles récentes de colchique sont vénéneuses pour les animaux qui en mangent, tandis que sèches elles n'exercent sur eux aucune influence toxique et que ces mêmes animaux peuvent s'en repaître impunément : autant de points obscurs et ténébreux que nous avons éclairé de nos investigations en récoltant à l'état frais toutes les parties de la plante, fleurs, bulbes, feuilles et en soumettant leurs alcoolatures à l'analyse chimique basée sur notre méthode générale d'extraction.

Voici brièvement exposés les résultats trouvés :

250 gr. alcoolature de feuilles de colchique = 0,087 milligr. colchicine.
250 gr. — de fleurs — = 0,160 —
250 gr. — de bulbes — = 0,110 —

Si nous rapprochons ces chiffres de ceux donnés par la plante sèche, nous voyons quels rapports il y a :

250 gr. teinture de semences............ = 0,175 milligr. colchicine.
250 gr. — de bulbes............... = 0,070 —
220 — de feuilles.............. = traces.

entre la plante et ses diverses parties à l'état sec et à l'état frais ; pour les feuilles la différence se chiffre du tout au tout ; c'est à peine s'il nous a été possible d'extraire de la plante sèche des traces de colchicine ; les bulbes frais contiennent environ deux fois plus de principe que les desséchés ; quant aux fleurs, elles conservent la même teneur et la même valeur dans les deux cas : Ainsi se trouvent expliquées toutes les anomalies constatées jusqu'ici par les différents pharmacologistes.

Alcoolatures de colchique. — L'alcoolature constitue donc la forme pharmaceutique la plus propice à sauvegarder le colchique de l'altération rapide et assez grande qu'il subit par le fait de la dessiccation, altération qui s'accentue et va crescendo à mesure qu'on passe des fleurs aux bulbes et des bulbes aux feuilles ; et, cependant la dessiccation à l'air libre, à l'abri des rayons solaires, à l'ombre, constitue bien l'opération exécutée dans toutes les conditions requises pour la conservation des plantes ; elle est bénigne à côté des manipulations presque barbares que nous faisons subir aux plantes dans nos laboratoires, lorsque nous nous livrons à la préparation des sirops, des extraits, où la chaleur sert d'adjuvant pour l'évaporation et à côté de nos procédés d'analyse immédiate que nous considérons comme subtils et empreints de la délicatesse la plus soignée.

Il nous reste donc à tirer un enseignement de tous ces phénomènes, celui de n'avoir recours dans nos préparations qu'aux plus faibles températures, à l'abri de l'air qui joue le rôle d'oxydant, à l'abri de la lumière dont les rayons chimiques (violets) décomposent partiellement et avec lenteur les principes cristallisés au point de les colorer ; c'est de n'opérer, fait très important, que sous les moins fortes pressions.

En présence de raisons aussi concluantes, les extraits de colchique préparés à l'aide de la chaleur perdent une bonne partie de leur principe actif ; les procédés ordinairement suivis constituent des méthodes peu enviables ; en effet, lorsqu'on soumet à la distillation les liqueurs alcooliques obtenues par la lixiviation méthodique des bulbes et des semences de colchique dans un appareil à déplacement, on élève la température du liquide intérieur bien au delà de 78°, qui est le point d'ébullition de l'alcool; car ce degré se modifie à mesure que l'opération se rapproche de sa fin, puisque la liqueur alcoolique devient de plus en plus pauvre en alcool et par cela même de plus en plus riche en eau; le point d'ébullition de ce liquide s'élève peu à peu au-dessus de 78° jusqu'à atteindre et même dépasser 100°, et alors le principe actif, c'est-à-dire la colchicine est susceptible de s'altérer, de se modifier et même de se dédoubler.

Quoi qu'il en soit et précisément parce que les bulbes desséchés de colchique renferment une faible proportion de substance active, nous sommes d'avis de demander la radiation de l'extrait alcoolique de bulbes, à plus forte raison celui qui est désigné sous le nom d'*acétique*.

Les considérations générales que nous venons d'émettre sur la préparation des extraits s'appliquent aussi à celui de semences de colchique; cependant les inconvénients signalés sont moins grands dans le cas de cet extrait où la colchicine se trouve combinée aux acides gras (oléique et palmitique), et dès lors offre moins de susceptibilité, et moins de chances de s'altérer dans sa composition chimique.

Vin de Colchique. — Le vin de colchique se prépare, suivant le Codex de 1884, soit avec les bulbes, soit avec les semences; tandis que la formule du vin de semences inscrite au Codex de 1866 a été conservée dans son intégrité, celle du vin de bulbes a subi une notable modification qui augmente l'activité de cette préparation; au lieu d'employer 60 gr. de bulbes frais pour 1000 grammes de véhicule (vin de Malaga), le nouveau Codex prescrit 100 grammes de ces mêmes bulbes frais pour 1000 gr. de vin de Grenache. Or, si nous nous basons sur les analyses citées plus haut en tenant compte de ce que la plante fraîche perd environ 80 pour 100 de son poids par la dessiccation, on arrive à trouver que 50 gr. de bulbes récents renferment 0,110 milligr. de colchicine amorphe, pendant que les bulbes secs n'en contiennent que 0,070 milligr., et si on rapporte ce calcul à 1 kilogr. de la plante (il n'y a qu'à multiplier par 20 les deux nombres précédents) on est amené à conclure que : 1 kilog. de bulbes frais renferme 2 gr. 20 de colchicine amorphe, et qu'un kilog. de bulbes secs = 1,40 de colchicine amorphe.

Il y a près du double de différence : donc le nouveau Codex en conseillant d'employer 100 gr. au lieu de 60 gr. de bulbes frais de colchique ne double pas seulement la dose de principe actif, mais il la quadruple ; cependant on doit remarquer que le degré alcoolique du vin destiné à épuiser la plante, est de beaucoup inférieur à celui de l'alcool utilisé dans la préparation des alcoolatures ; mais cela ne change en rien ce raisonnement puisque le calcul repose sur l'estimation et la valeur de la substance employée.

Pour obtenir un vin de bulbes aussi riche et actif que celui des semences, il serait nécessaire d'augmenter la quantité du Codex et de la porter à 150 grammes ; le vin de semences est donc plus actif que celui de bulbes et cela d'un tiers.

Bien que la formule du vin de semences n'ait pas éprouvé la moindre modification dans le nouveau Codex, il mérite d'attirer l'attention et nous suscite quelques observations.

Oberlin, qui s'est occupé beaucoup du colchique, serait d'avis qu'on fit disparaître de la thérapeutique le vin de semences de colchique et qu'on le remplaçât par la teinture alcoolique ; il le représente comme une préparation très variable suivant la qualité et le degré alcoolique du vin qu'on emploie « parce que, « dit-il, le vin n'a pas assez de force alcoolique pour extraire « tous les principes actifs de la plante et que le colchique « cédant au vin des éléments fermentescibles, il peut arriver « que sous l'influence d'un acide, la colchicine soit transfor- « mée en colchicéine ». En cela, le raisonnement du savant professeur de Strasbourg, est pleinement justifié et confirmé par nos recherches sur ce sujet.

Le dosage du vin de colchique présentait un désideratum à combler ; malgré nos tentatives fréquemment renouvelées, nos résultats sont demeurés infructueux : toujours notre persistante curiosité a échoué et succombé devant des obstacles insurmontables, même en appliquant notre méthode générale d'extraction de la colchicine ; c'est ainsi que l'évaporation de ce vin au bain-marie nous a toujours donné comme résidu une masse extractive très abondante (pesant 200 à 220 gr. par litre), de couleur noirâtre ayant une odeur caramélique très prononcée, ne se laissant pénétrer qu'à grand'peine par la solution tartrique au vingtième, et ne cédant au chloroforme (le dissolvant par excellence de la colchicine), pas les moindres traces de principe actif.

Et cependant il est évident que le vin de colchique offre de grands avantages au point de vue de l'administration fractionnée et de la posologie du colchique, parce qu'il constitue une préparation assez diluée, facile à manier et d'un goût agréable ; mais il présente le grave inconvénient d'être un produit variable, comme teneur en principe cristallisé et par conséquent inconstant dans ses effets, parce que le vin n'épuise pas toute la plante et ensuite parce qu'il est souvent difficile au pharmacien de se procurer des bulbes frais au moment opportun de la récolte.

Ces raisons majeures nous obligent donc à demander et à désirer que les vins de colchique disparaissent de la pharmacologie française.

Teintures de Colchique.

Il ne nous reste plus qu'à discuter la valeur des teintures de bulbes et de semences de colchique ; sans doute la seconde est préférable à la première, pour les motifs que nous avons déjà redits plusieurs fois, c'est-à-dire à cause de la richesse bien supérieure des semences en colchicine.

Pour préparer cette teinture de semences, y a-t-il intérêt à se servir d'un alcool marquant 80° ou 60°, comme pour les teintures en général ; c'est encore l'analyse chimique qui viendra dicter cette réponse. « Oberlin qui s'est livré à de patientes « recherches sur cette question opinait pour qu'on donnât la « préférence à l'alcool à 56° centésimaux, il résuma dans un « tableau très simple les résultats fournis par une série de « teintures de semences de différentes provenances.

Teinture de semences de colchique.

Numéros	1	2	3	4	5	6	7	8
Degrés centésimaux des teintures examinées.	46°	49°	54°	54°	60°	56°	83°	86°
Extrait provenant de 100 gr. de teinture évaporés au bain-marie.	2.07	2.15	2.65	2.87	2.01	1.78	2.22	2.14

« Cette diversité dans les résultats provient, ajoute-t-il
« du peu de soin que l'on apporte à la division des semences de
« colchique, celles-ci étant de nature cornée sont très réfrac-
« taires à l'action du pilon et devraient être déchirées au
« moulin. »

Après des essais répétés, notre conviction s'est faite sur le
degré alcoolique le plus convénable et s'écarte sensiblement de
l'opinion de cet auteur ; à notre avis, le meilleur véhicule pour
la préparation de la teinture de semences de colchique est l'alcool à 80° centésimaux qui possède l'avantage d'épuiser complètement la plante, de dissoudre la totalité du principe actif
et d'extraire toute l'huile grasse que contiennent les semences
et où se retrouve précisément la plus grande partie de la colchicine cristallisée, fait capital qu'Oberlin ignorait : car, à
propos du mode de préparation de la colchicine, il dit : « il est
« important de séparer avec soin les corps gras, et dans ce but
« il faut reprendre par l'eau, à deux fois différentes et à chaud,
« l'extrait qui provient de la distillation des liqueurs alcooliques
« de lixiviation des liqueurs ».

Afin qu'une teinture de colchique soit jugée de bonne qualité,
il ne suffit pas de déterminer sa richesse en extrait, il importe
de rechercher et de connaître sa teneur en principe immédiat,
c'est-à-dire en colchicine.

Pour obvier à cette variabilité des teintures et extraits, Oberlin conseille d'abord de préparer les extraits alcooliques et de
les faire servir à la confection des teintures et même des vins
de colchique ; ce procédé serait, il est vrai, plus uniforme mais
quelle est la richesse de ces extraits en colchicine, c'est rejeter la question de cause seconde en cause seconde, sans
jamais remonter à la cause première ; c'est éviter la solution du
problème et la retarder à tout jamais.

Des Pharmacopées étrangères.

Si, dans les formulaires français, nous trouvons inscrites un
grand nombre de préparations de colchique et si les uns prescrivent certaines d'entre elles de préférence à d'autres, il faut
avouer que cette incertitude existe dans les pharmacopées des

diverses nations, mais qu'en général leur nombre est plus restreint.

Vinaigre de colchique.

En France : Bulbes frais, 20 parties ; vinaigre acidifié, 100 parties.

Hanovre: Bulbes frais, 20 parties ; vinaigre, 240 parties ;
alcool, 20 parties.

Londres : Bulbes frais, 20 parties ; vinaigre, 320 parties.

Saxe : Semences, 20 parties ; vinaigre, 180 parties.

Grèce : Bulbes frais, 1 partie ; acide acétique, 6 parties ;
alcool, 1 partie.

Oxymel de colchique.

La formule de l'oxymel est généralement la même ; on
emploie 1 partie de vinaigre de colchique pour 2 parties de
miel.

Extrait de bulbes de colchique.

Etats-Unis. Bulbes, 100 parties; acide acétique, 35 parties ;
eau, quantité suffisante pour obtenir 100 parties d'extrait fluide ;
2° bulbes, 100 parties ; alcool et eau q. sff. pour obtenir 100 centimètres cubes.

En France, on l'a supprimé du Codex.

Teinture de bulbes de colchique.

Le Codex de 1884 a supprimé la teinture de bulbes de colchique, qui était inscrite à l'ancien Codex : la pharmacopée
anglaise ne comporte pas non plus de formule pour cette préparation ; mais dans les formulaires des autres nations, on se
sert de 1 partie de bulbes frais pour 1 partie et demie d'alcool.

Teinture de semences de colchique.

En France : Semences, 1 partie ; alcool à 60°, 5 parties.

Allemagne : Semences, 1 partie ; alcool dilué, 10 parties.

Angleterre : Semences, 1 partie ; alcool dilué, 12 parties.

Duché de Bade : Semences, 1 partie ; alcool dilué, 5 parties.
Autriche : Semences, 1 partie ; alcool dilué, 5 parties.
Hambourg : Semences, 1 partie ; alcool dilué, 5 parties.
États-Unis : Semences, 15 parties ; alcool dilué, q. sff. pour retirer 100 centimètres cubes.
Danemark : Semences, 1 partie ; alcool dilué, 10 parties.

Alcoolature de bulbes.

France : Bulbes frais, 1 partie ; alcool à 90°, 1 partie.
Ailleurs : rien.

Vin de bulbes.

France : Bulbes frais, 1 partie ; vin de Grenache, 10 parties.
États-Unis : Bulbes, 1 partie ; vin, 2 parties et demie.

Vin de semences de colchique.

France : Semences, 1 partie ; vin de Grenache, 16 parties.
Angleterre : Semences, 1 partie ; Sherry, 9 parties.
Duché de Bade : Semences, 1 partie ; vin de Malaga, 8 parties.
Saxe, Grèce : Semences, 1 partie ; vin généreux, 6 parties.
Autriche : Semences, 1 partie ; vin de Malaga, 5 parties.
États-Unis : Semences, 15 parties ; vin, q. sff. pour obtenir 100 centimètres cubes.
Grèce : Semences, 1 partie ; vin, 6 parties.
Danemark : Semences, 1 partie ; vin Xerès, 10 parties.
Allemagne : Semences, 1 partie ; vin Xerès, 10 parties.

Fleurs de colchique.

France : Fleurs fraîches, 1 partie ; alcool à 90°, 1 partie.

Extrait de semences de colchique.

France : Semences, 1 partie ; alcool, 6 parties.
Angleterre : Les semences fraîches exprimées donnent un suc à concentrer.
Angleterre : Semences fraîches et acide acétique.
États-Unis : Semences, 100 parties ; alcool et eau, q. sff. pour obtenir 100 centimètres cubes.

§ III

CHOIX DES PRÉPARATIONS A FAIRE

D'après ce tableau récapitulatif, on peut comparer entre elles les diverses formes pharmaceutiques que revêt le colchique et qui sont recommandées par les pharmacopées étrangères ainsi que par le Codex français ; au milieu de cette multitude de préparations, la thérapeutique n'aura que l'embarras du choix et pourra s'adresser aux alcoolatures, teintures, extraits et vins. Mais elles diffèrent tellement d'énergie et de valeur qu'il serait à souhaiter qu'une entente se fasse entre les pharmacologistes des diverses nations d'Europe, afin de rédiger un formulaire uniforme, qui serait le même au delà comme en deçà du Rhin, de la Manche, des Alpes et des Pyrénées, un formulaire international réclamé par les congrès de pharmacie de Londres, de Paris et de Bruxelles, de telle façon qu'avec une même prescription, le malade puisse se procurer partout le même médicament, identique dans ses propriétés chimiques, et constant dans son action thérapeutique ; ainsi on éviterait la variabilité et l'infidélité trop fréquente des préparations pharmaceutiques.

C'est ainsi que pour la teinture de semences de colchique, la proportion de véhicule alcoolique varie, par rapport au même poids de la plante, du simple au double et même plus ; en France cette préparation contiendra deux fois plus de principe actif qu'en Allemagne et qu'en Angleterre. Aux États-Unis ce sont des extraits fluides qu'on emploie et dont le titrage et la posologie n'ont rien de rigoureux, de sorte qu'on ignore toujours ce que renferme une dose donnée de semblables médicaments. Mais où la différence est plus criante, c'est dans les vins de colchique : en France, le vin de colchique possède deux fois moins d'activité qu'ailleurs et trois fois moins qu'en Autriche.

En présence des inconvénients graves qui résultent de l'emploi de préparations aussi dissemblables, nous proposerons de simplifier la pharmacologie du colchique, non seulement en

diminuant le nombre, mais aussi en rejetant les préparations de
bulbes, et en ne conservant que celles de fleurs et de semences ;
et encore pour ces dernières nous ne craignons pas de déclarer
qu'une d'entre elles, le vin, constitue une préparation irrégu-
lière, incapable d'être contrôlée par l'analyse chimique et qui
aussi devra disparaître du Codex et des autres formulaires.

Les préparations de colchique pourront se réduire à celles de
fleurs et de semences et encore nous n'admettrons que les fleurs
fraîches employées sous forme d'alcoolatures ; l'extrait de suc
de fleurs dépuré serait très actif, mais sa confection demande
des exigences presque impossibles à réaliser dans nos offici-
nes, parce que les pharmaciens habitant les villes sont mis
dans l'impossibilité de récolter eux-mêmes cette partie de
la plante. Aussi les préparations pharmaceutiques à base de
colchique se trouveront réduites aux trois suivantes :

1° L'alcoolature de fleurs ;

2° La teinture de semences ;

3° L'extrait alcoolique des semences.

La poudre de colchique n'étant pas à proprement parler une
forme pharmaceutique susceptible de varier soit avec chaque
officine, soit avec chaque nation pourrait être employée sous
forme de pilules, à la condition qu'elle soit fournie par les
semences.

1° — *Alcoolature de fleurs de colchique.*

Fleurs fraîches de colchique............ 1 partie.
Alcool à 90°.............................. 1 —

Incisez et contusez les tubes florifères et les pièces du
périanthe : faites-les macérer dans l'alcool pendant 10 jours ;
passez avec expression et filtrez.

Cette formule est identique avec celle du Codex, mais elle
se distingue de certains autres préparées avec une partie de suc
de fleurs et une partie d'alcool ; celles-ci sont plus actives que
la nôtre, que nous recommandons de préférence, parce qu'elle
offre plus de constance dans sa teneur en colchicine ; la fleur
fraîche n'étant guère susceptible de variations, tandis que le
suc peut subir des altérations et fermenter.

5 gr. de cette alcoolature renferment 0,003 milligr. de principe actif (colchicine).

Pour préparer l'extrait de fleur, il suffirait d'évaporer l'alcoolature dans le vide jusqu'à consistance d'extrait; en ayant soin de ne pas filtrer la partie *aqueuse*, car on éliminerait une certaine proportion de colchicine.

2° — *Teinture de semences de colchique.*

Semences de colchique.............. 1 partie.
Alcool à 80°...................,... 5 —

Réduisez les semences de colchique en poudre très fine et faites macérer en vase clos pendant huit jours, en agitant de temps à autre; passez avec expression et filtrez.

5 gr. de teinture de semences de colchique renferment trois milligr. et demi de colchicine. Si nous avons introduit dans la formule de cette teinture l'alcool à 80°, tandis que le Codex indique l'alcool à 60°, c'est parce que ce dernier n'épuise pas la totalité de la colchicine et laisse dans la plante une bonne partie de la matière huileuse très riche en colchicine cristallisée.

On devra prescrire 10 gr. de cette préparation en deux fois, si l'on désire obtenir des effets réels, soit sept milligr. de colchicine.

3° — *Extrait alcoolique des semences de colchique.*

Poudre fine de semences de colchique.. 1 partie.
Alcool à 80°........................... 6 —

On épuise les semences par des lixiviations méthodiques dans l'appareil à déplacement, en fractionnant la quantité d'alcool, d'abord avec un tiers du volume et ainsi de suite jusqu'à ce que les dernières parties du liquide qui s'écoule ne donne plus de précipité par l'iodure de potassium ioduré.

Les liqueurs alcooliques filtrées et réunies sont distillées lentement au bain-marie et dans le vide, puis le résidu est évaporé, sans filtration préalable, en consistance d'extrait mou à basse température.

1 kilogr. de semences de colchique nous a donné 135 gr. d'extrait alcoolique.

Le Codex prescrit de reprendre cet extrait par l'eau distillée, de filtrer et d'évaporer de nouveau en consistance voulue, cette pratique doit être condamnée parce qu'elle diminue le rendement et l'activité de la préparation; en effet, quand on reprend par l'eau, on élimine non seulement les matières résineuses, mais encore tous les corps gras; or c'est précisément ceux-là qui renferment le plus de colchicine : ainsi 135 gr. 20 c. d'extrait alcoolique ont fourni, après avoir été repris,125 gr. 30 c. d'extrait et comme résidu 9 gr. 90 qui renfermaient 0,593 milligrammes de colchicine, ce qui équivaut à 1/8 du principe actif.

1 gramme d'extrait de semences de colchique contient 0,034 milligrammes de colchicine.

Doses thérapeutiques des préparations de colchique.

Pour l'usage interne on prescrira :

1º L'alcoolature de fleurs de colchique à la dose de 10 grammes par cuillerée à café, soit cinq milligrammes de colchicine.

2º La teinture de semences de colchique à la dose de 10 grammes, soit sept milligrammes de colchicine dans les 24 heures.

3º L'extrait de semences de colchique sous forme de pilules de trois (0,03) centigrammes, administrées à la dose de cinq dans l'espace de 24 heures, ce qui correspond à cinq milligr. de colchicine.

Usage externe. — Quand à l'application du colchique pour l'usage externe, nous ne savons pas encore si les frictions locales exercent quelque influence modificatrice sur les articulations et il y aura lieu de faire de nouvelles investigations dans ce sens.

Cependant il n'y aurait aucun inconvénient à faire usage d'huile et de glycérine à base d'extrait de colchique.

§ IV

DE LA COLCHICINE CRISTALLISÉE ET DE SES FORMES PHARMACEUTIQUES

Si le colchique et ses préparations pharmaceutiques jouissent à juste titre de vertus médicales réputées anti-goutteuses et si quelques-unes d'entre elles sont douées d'une activité certaine, il faut admettre d'après nos analyses que la proportion de colchicine varie avec les différentes parties de la plante et d'une préparation à l'autre.

Aussi est-il très urgent, à notre avis, de remplacer ces préparations de colchique par l'emploi de la colchicine dont les effets sont aussi réguliers que constants ; et nous recommandons les formes suivantes :

1° — *Granules de colchicine cristallisée.*

Colchicine cristallisée......	0,060 milligrammes.
Sucre de lait..............	4 grammes.
Gomme arabique..........	0,50 centigrammes.
Sirop de sucre...........	1 gramme.

Mêlez et divisez en 60 pilules contenant 1 milligramme de principe actif : 4 à 5 de ces pilules dans les 24 heures.

2° — *Vin de colchicine cristallisée.*

Colchicine cristallisée......	0,050 milligrammes.
Vin de Grenache...	250 grammes.

Faites dissoudre par trituration la colchicine dans le vin ; filtrez et conservez : le vin de Grenache est assez alcoolique pour dissoudre la colchicine.

3° — *Solution hypodermique de colchicine.*

Colchicine cristallisée.....	0 05 centigrammes.
Alcool à 21°..............	20 grammes.

Faites dissoudre à froid : un centimètre cube de cette solution renferme 0,0025 dixièmes de milligramme de principe actif.

CONCLUSIONS

BOTANIQUES, CHIMIQUES ET PHARMACOLOGIQUES

La colchicine cristallisée est le principe actif du colchique d'automne ; elle existe en proportion variable dans toutes les parties de la plante, feuilles, fleurs, bulbes, semences et fruits.

Le colchique d'automne présente des phases de végétation pendant lesquelles l'activité du bulbe est très différente ; c'est le mois d'août qui précise le moment de la récolte le plus propice.

Le tubercule d'hermodacte reconnaît pour origine le *colchicum variegatum*, parce qu'il offre avec le genre colchicum analogie de structure anatomique, mêmes faisceaux libéro-ligneux ; et analogie de principe actif, la colchicine cristallisée ; même titrage.

Notre procédé d'extraction de la colchicine cristallisée exclut l'usage des réactifs énergiques, acides minéraux et bases alcalines ou alcalino-terreuses, employés d'une part par Hesse et Geiger et d'autre part par Pelletier et Caventou ; il consiste à recueillir avec soin l'huile grasse résultant de la préparation de l'extrait alcoolique de semences de colchique, au lieu de la rejeter comme le faisait M. Oberlin, puis à l'agiter avec une solution d'acide tartrique qui n'altère pas la colchicine après un contact très prolongé ; enfin cette solution tartrique de colchicine est agitée avec le chloroforme qui enlève le principe actif et l'abandonne par évaporation ; en reprenant le produit impur et assez coloré par un mélange convenable de chloroforme et d'éther léger de pétrole et par évaporation spontanée, on purifie la colchicine et on l'obtient incolore et sous forme d'aiguilles blanches.

La colchicine cristallisée ne renferme pas de chloroforme ni mécaniquement, ni par combinaison : c'est une substance neutre au papier de tournesol et se dédoublant, sous l'influence des acides, en colchicéine et en alcool méthylique ; elle ne forme pas de sels avec les acides; et n'est pas un alcaloïde.

Elle se présente sous la forme de prismes orthorhombiques ; elle est très soluble dans l'alcool et le chloroforme, presque insoluble dans l'éther et la glycérine : soluble dans les acides.

Anhydre, elle fond à 163 degrés; hydratée, elle contient 17.2 pour cent d'eau; elle dévie à gauche le plan de polarisation.

La colchicine cristallisée est un principe azoté qui a pour formule $C^{46}H^{27}AzO^{14}$.

Sous l'influence des oxydants (acide azoteux, azotite d'argent) la colchicine se transforme en oxycolchicine, substance d'une saveur très amère ayant une réaction légèrement alcaline, très soluble dans l'éther, l'alcool, et le chloroforme, présentant tous les caractères chimiques de la colchicine et de la colchicéine dont elle se distingue parce qu'elle ne se colore pas en vert au contact du perchlorure de fer.

L'iode forme aussi avec la colchicine une combinaison, l'iodocolchicine, susceptible de cristalliser et donnant des précipités analogues à ceux que donnent les alcaloïdes.

La colchicine ne réduit la liqueur cupro-potassique qu'après avoir subi l'action d'un acide minéral à l'ébullition ; en se dédoublant, elle ne donne pas naissance à une matière sucrée (glucose), mais à une substance capable de réduire d'elle-même le sel cuivrique (colchicéine).

Quelques réactions chimiques de la colchicine sont très caractéristiques : elle donne avec l'acide nitrique une série de colorations colorées, jaune, verte, rouge, violacée ; la colchicine mise au contact de l'acide sulfurique et d'un cristal de nitrate de potasse prend une belle coloration bleue ; par le sulfovanadate d'ammonium, elle donne naissance à une coloration verte, très fugace.

La colchicéine est une substance acide dérivant de la colchicine soumise à l'action des acides, chlorhydrique et sulfurique; elle ne préexiste pas dans la plante, comme l'admet M. Oberlin, elle se présente en lamelles blanches cristallisées, très solubles dans l'éther qui l'enlève aux solutions acides, ce qui permet de la séparer d'avec la colchicine : elle est azotée et se combine à l'alcool méthylique pour régénérer la colchicine ; elle renferme du glucose.

La colchicéine possède les réactions générales des alcaloïdes et se distingue surtout par la coloration verte que lui communique le perchlorure de fer.

Des nombreuses analyses faites sur les différentes parties du colchique, il ressort avec évidence que les semences représentent le plus haut degré d'activité, que les fleurs viennent ensuite et qu'enfin les bulbes sont de beaucoup inférieurs en énergie ; la dessiccation même à l'air fait subir aux fleurs et aux bulbes de notables modifications dans leur richesse en principe actif.

D'où il en résulte que les préparations pharmaceutiques actuellement en usage sont variables d'activité, infidèles dans leur action thérapeutique.

Afin d'obvier à ces inconvénients, nous nous croyons autorisés à demander l'exclusion des préparations de bulbes, et à recommander l'emploi de l'alcoolature de fleurs, de la teinture et de l'extrait de semences.

Cependant, en raison de son activité aussi constante que mathématique, la colchicine cristallisée, sous forme de granules titrés méritera d'être préférée aux diverses préparations de colchique.

DEUXIÈME PARTIE

PHYSIOLOGIE ET TOXICOLOGIE

CHAPITRE PREMIER

ÉTUDE EXPÉRIMENTALE
DE L'ACTION PHYSIOLOGIQUE DE LA COLCHICINE

Pour bien se rendre compte de l'action de la colchicine sur l'organisme, et des modifications fonctionnelles qu'elle y produit, il importe de l'étudier, d'abord, d'une façon générale, sur diverses espèces animales, et de déterminer ainsi, le tableau symptomatologique des effets de la substance.

Nous aurons ensuite à reprendre, par l'analyse expérimentale, l'étude individuelle de ces modifications dans chacun des appareils organiques auquel elles ressortissent, à en établir la subordination, et à déduire tant de l'observation des phénomènes que d'une interprétation basée sur les faits expérimentaux, le mode ou le mécanisme physiologique de l'action de la colchicine.

Cette étude nous mènera aux indications rationnelles du médicament, c'est-à-dire à ses applications thérapeutiques.

§ Ier

EFFETS GÉNÉRAUX DE LA COLCHICINE SUR L'ORGANISME ANIMAL

1° Chez le cobaye, du poids moyen de 300 grammes (nous choisissons, en ce cas, les jeunes animaux, parce qu'ils constituent un réactif plus sensible à l'action des poisons), la colchicine en injection sous-cutanée, à la dose de *cinq centi-grammes*, donne lieu à des effets caractéristiques, qui sont les suivants :

Un peu d'agitation au début ; urination et défécation rapides et souvent multiples ;

Insensibilisation et même parésie motrice, du côté seulement de la patte qui a reçu l'injection, et qui reste en arrière traînante dans la marche ;

Quelques haut-le-corps, annonçant chez ces animaux une influence vomitive : c'est la première phase, comme la phase prodromique de l'action de la substance.

Dans la seconde période ou période d'état qui, d'ailleurs, arrive et se prononce lentement, l'animal devient triste, se blottit dans un coin, ramassé sur lui-même, le poil hérissé, dans un état d'anhélation particulier, avec inspirations sacca-dées et bruyantes, agité par de petits tressaillements fibrillaires bien sentis par la main appliquée largement sur le corps ; inca-pable de se mouvoir, même sous des incitations réitérées, et réduit à une sorte de collapsus flaccide, bien que réagissant encore par des réflexes vifs, et de petits cris conscients, aux excitations périphériques ; finalement, et après un temps qui, dans les conditions dont il s'agit, se prolonge de quatre à six heures, et quelquefois plus, l'animal succombe à cet état asphy-xique, lent et progressif.

A l'autopsie, on trouve constamment des lésions correspon-dant à ce processus asphyxique, savoir : le cœur distendu par du sang noir et des caillots mous, passifs, encombrant surtout les cavités droites ; ecchymoses à la fois pointillées et en pla-ques des poumons ; écume bronchique ; infiltration congestive du foie et des reins ; vessie rétractée, revenue sur elle-même, et contenant, en conséquence, pas du tout ou très peu d'urine.

Les mêmes effets s'observent sur le lapin, à très peu de diffé-rence près, moyennant une dose proportionnée au volume et à la force de l'animal.

2° L'action de la colchicine qui, chez l'herbivore, semble

se concentrer sur les fonctions de respiration et de circulation,
prend chez le carnivore, notamment chez le chien, une physionomie symptomatique nouvelle, qui implique spécialement la
sphère gastro-intestinale, quel que soit, d'ailleurs, le mode
d'introduction dans l'organisme : injection hypodermique, intra-
veineuse, ou ingestion par l'estomac, avec les seules différences de rapidité et d'intensité d'action corrélatives à ces divers
modes d'absorption.

Ce qui domine toujours, et au fond, ce sont les selles diarrhéiques précipitées, nombreuses, fétides et, à la fin, sanguinolentes, avec ténesme et violentes coliques ; les vomissements
réitérés, glaireux et bilieux ; un état de tristesse avec collapsus,
une sorte de stupeur, et un épuisement tel qu'en 24 heures, un
chien de 10 à 12 kilogrammes, se réduit et se ratatine au point
de perdre 5 ou 6 fois son volume.

De même que chez le cobaye, les phénomènes toxiques mettent
une certaine lenteur à se prononcer chez le chien, et cela, à des
doses relativement élevées (de 25 à 50 centigrammes), même à
la suite de l'injection intra-veineuse, où nous avons vu les
vomissements et les défécations diarrhéiques ne survenir qu'au
bout d'une heure, après l'introduction de plus de cinquante
centigrammes du principe actif, par fractions successives de
12 centigrammes.

Ces injections partielles et directes dans le sang nous ont,
d'ailleurs, permis de saisir et de constater, du côté de la fonction respiratoire et de la fonction cardiaque, des modifications
importantes, que nous ferons tout à l'heure connaître.

Sur le chien qui succombe à cette intoxication lente, avec
épuisement profond, suite de déperditions abondantes, et com-
plication terminale de phénomènes asphyxiques, l'on constate,
à l'autopsie, du côté des principaux viscères, notamment des
poumons et du cœur, des lésions de même nature que celles qui
ont été signalées plus haut sur le cobaye ; mais nous y trouvons,
en outre, les lésions gastro-intestinales macroscopiques, répondant habituellement aux symptômes violents d'excrétion pathologique, du côté de ces organes : injection vive et étendue de la
muqueuse de l'estomac et de tout le canal intestinal, plus

prononcée dans la première portion de l'intestin grêle, où l'on voit de véritables *ulcérations* avec *hémorrhagies capillaires* à la surface. Ainsi s'expliquent les selles sanguinolentes de la période d'action de l'intoxication.

3° Le tableau symptomatique des effets de la colchicine se reproduit exactement chez *l'homme*, ainsi qu'en témoignent un essai accidentel sur l'un de nous et l'observation sur des malades.

Ayant absorbé, par mégarde, avec une pipette, un liquide en préparation, contenant une dose de colchicine évaluée à plusieurs centigrammes, M. Houdé qui s'est couché (il était 10 heures du soir), est pris, 5 heures après, d'une céphalalgie violente, avec sensation de pesanteur de l'estomac (comme si ce dernier était écrasé par un poids de 20 kilog.); puis survenaient des vomissements qui se succédaient jusqu'à quinze fois, d'abord alimentaires, ensuite muco-glaireux, finalement bilieux, et alternant avec des selles diarrhéiques se répétant jusqu'à 25 fois dans le reste de la nuit, horriblement fétides, précédées de coliques et d'épreintes très douloureuses ; — le tout accompagné de sueurs profuses, d'état lipothymique, de tremblement, de refroidissement des extrémités. A la suite de l'énorme fatigue provoquée par ces accidents, auxquels M. Houdé n'a, du reste, opposé aucun remède, le sommeil a fini par s'établir ; et il ne lui est resté qu'une grande faiblesse, durant quelques jours.

Un de ses élèves ayant pris *un* centigramme de colchicine vers 10 heures du soir, eut successivement, à 5 heures du matin, six selles diarrhéiques en une demi-heure.

Un homme, sujet à de violentes attaques de goutte, concierge, prend, sur les conseils de l'un de nous, cinq granules de colchicine à un milligramme (un granule toutes les deux heures). Au bout de 5 heures seulement, il est pris de malaise nauséeux, le vomissement survient vers la sixième heure, et en même temps trois selles diarrhéiques, qui se succèdent à une heure environ de distance. Fait remarquable, dès que la première évacuation a eu lieu, l'accès douloureux de goutte auquel cet homme était, en ce moment, en proie, a immédiatement cessé.

Un autre malade, soigné par un confrère et médecin des hôpitaux, auquel il fut prescrit, en une seule fois, une pilule de colchicine de *un* centigramme, éprouva, quatre heures après, une violente céphalalgie, suivie de vomissements et de selles diarrhéiques réitérées ; il conserva un état nauséeux durant trois jours.

On remarquera dans ces symptômes qui, on le voit, sont constants et caractéristiques, chez l'homme comme chez l'animal, le temps relativement long qu'ils mettent toujours à se produire, mais en revanche, leur ténacité et leur durée.

4° Les effets généraux et locaux de la colchicine chez l'animal à sang froid (grenouille), se rapprochent beaucoup (en dehors, bien entendu, des accidents gastro-intestinaux), de ceux qui viennent d'être signalés : inertie immédiate et plus ou moins complète de la patte injectée ; abolition des mouvements respiratoires du flanc, après certaines modifications de rythme, où l'on saisit surtout de l'accélération ; — phénomènes de collapsus et de stupeur, après une courte période d'excitation ; conservation des réflexes en dehors de la sphère touchée localement par la substance ; enfin, modification du fonctionnement cardiaque, qui sera graphiquement fixé plus tard, et qui semble essentiellement consister en un ralentissement final, avec tendance à la durée systolique, à la rétraction et à la tétanisation.

Pour donner un aperçu des modifications et des troubles cardio-respiratoires, que nous analyserons, en détail, plus loin, nous nous contenterons ici d'expliquer brièvement les tracés pris, d'un côté, sur le cobaye, de l'autre sur le chien, soumis à l'influence de la colchicine, et qui montrent:

Un ralentissement notable du cœur, avec augmentation de la force d'impulsion, dans le cas d'injection intra-veineuse à doses fractionnées de 5 à 10 centigr. chez le chien, dans la première phase ;

Des modifications progressives, dans la fonction respiratoire, aboutissant, chez le cobaye, à l'arrêt asphyxique, avec survie momentanée des contractions cardiaques, très ralenties et considérablement affaiblies.

Nous reviendrons ultérieurement sur la courbe de la contraction musculaire, étudiée comparativement avec celle de la vératrine cristallisée, laquelle est de nature à fournir, de même que les tracés cardio-graphiques des résultats d'un certain intérêt.

5° L'action de la colchicine sur les diverses sécrétions et excrétions se révèle, d'une façon très active, par les symptômes prédominants de l'intoxication, qui portent, comme nous l'avons vu sur les divers émonctoires, sans en excepter la salive, notablement augmentée chez le chien, surtout à la suite de l'introduction intra-veineuse : il était, d'après cela, facile de présumer les principales voies d'élimination du poison ; et la recherche tant chimique qu'expérimentale nous a permis, en effet, de le déceler, d'une façon certaine, et par ordre de décroissance :

1° Dans l'urine et la vessie où l'on en trouve le plus ;
2° Dans les matières de vomissements (mucus glaireux, b ave du chien) ;
3° Dans les excréments.

Nous n'en avons pas trouvé de trace dans le sang, même dans un cas d'injection intra-veineuse, la recherche ayant été faite dans les 12 heures qui ont suivi l'expérience.

Le procédé pour extraire la colchicine des liquides et des tissus de l'organisme sera décrit au chapitre de la toxicologie.

§ II

ANALYSE EXPÉRIMENTALE

Etude de l'action de la colchicine sur les diverses fonctions de l'organisme.

Après avoir tracé le tableau général des effets de la colchicine sur les animaux de diverses espèces et sur l'homme, nous devons entrer dans l'examen particulier des modifications imprimées par l'action de la substance aux principaux systèmes organiques et à leurs fonctions, notamment : au *système nerveux* et *musculaire* ; à la *circulation* et à la *pression sanguine* intra-vasculaire ; à la *température*, etc., etc.

I. — ACTION SUR LE SYSTÈME MUSCULAIRE

L'étude de cette question offrait, un intérêt particulier, à raison de la communauté d'origine de la *colchicine* et de la *vératrine*, l'une et l'autre provenant, on le sait, de la même famille végétale.

D'après des recherches antérieures, dues surtout à M. MENDELSSOHN qui les a faites dans le laboratoire de M. Marey, confirmées et précisées par M. le docteur RONDEAU, la vératrine détermine, chez la grenouille, une modification spéciale de la courbe de contraction musculaire, modification consistant essentiellement dans ce fait qu'au lieu de la chute immédiate et complète de la ligne de descente, qui donne au tracé de la contraction musculaire normale sa physionomie bien connue d'un angle plus ou moins allongé à sommet supérieur, cette ligne forme soit une courbe montante au-dessus du sommet — ce qui constitue, dans l'espèce, la modification extrême — soit — ce qui est la règle — une descente plus ou moins oblique et lente, qui donne au tracé l'aspect d'un angle dièdre excessivement ouvert.

M. Rondeau a cherché et est arrivé à déterminer la dose *minima* de vératrine capable de produire la courbe caractéristique, dose qui touche au chiffre remarquablement inférieur de $\frac{1}{16}$ à $\frac{1}{20}$ de milligramme.

Or, il importait hautement, au point de vue de la différenciation expérimentale du toxique, de savoir si la colchicine ne produirait pas les mêmes effets sur la forme de la contraction musculaire, et surtout si elle ne les produirait pas aux mêmes doses.

La recherche et les tracés myographiques comparatifs ci-après fournissent une réponse nette et concluante à cette question.

On y voit, d'un côté, la courbe caractéristique de la vératrine, obtenue à la dose de 1 milligramme (fig. 19, 2).

De l'autre côté, le tracé de la colchicine, tracé ne révélant aucune modification appréciable, même à une dose cinq fois supérieure : 5 milligr. (fig. 19, 3).

Mais si l'on augmente progressivement les doses de la colchicine, de façon à chercher celle qui pourrait être efficace pour donner une modification du tracé, on arrive, en effet, à cette modification, mais sensiblement différente de celle qui appartient à

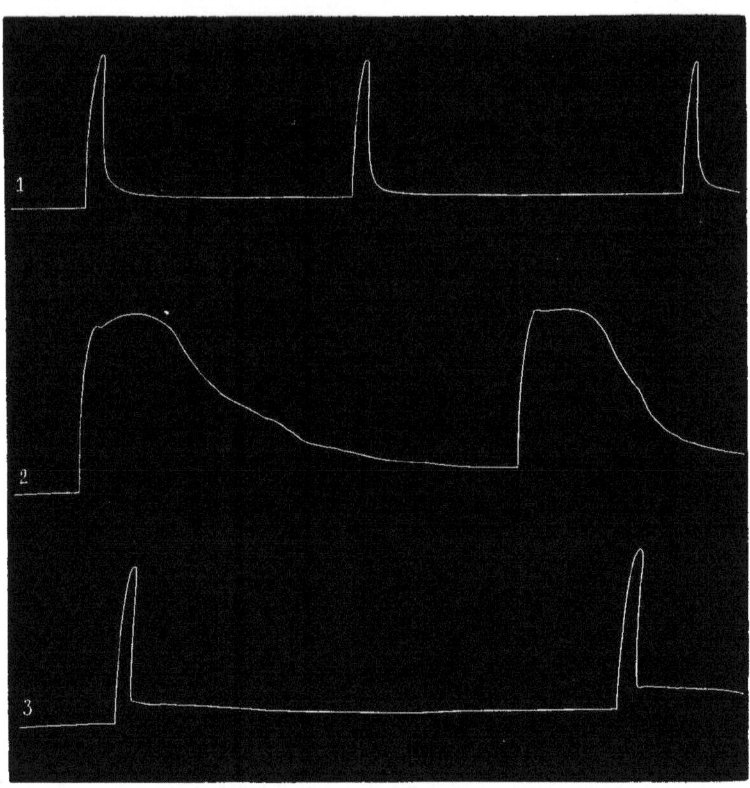

FIG. 19. — 1. Courbe normale de la contraction musculaire chez la grenouille. — 2. Modification typique de cette courbe sous l'influence de la vératrine à la dose de 1 milligr. — 3. Tracé montrant l'influence négative de la colchicine à la dose de 5 milligrammes.

la vératrine : ce qui domine, en effet, dans le tracé de la colchicine, c'est ou bien le plateau propre à une tétanisation réelle et provoquée par l'excitation du nerf moteur (fig. 20, lignes 1, 2 et 3); ou bien l'expression graphique de convulsions locales et spontanées, qui apparaissent, du reste, objectivement du côté des doigts de la grenouille correspondant aux muscles convulsés.

En sorte qu'il est permis de conclure, à ce propos, que, non seulement la courbe musculaire de la vératrine n'appartient pas, à la même dose *minima*, à la colchicine, mais, de plus, que la

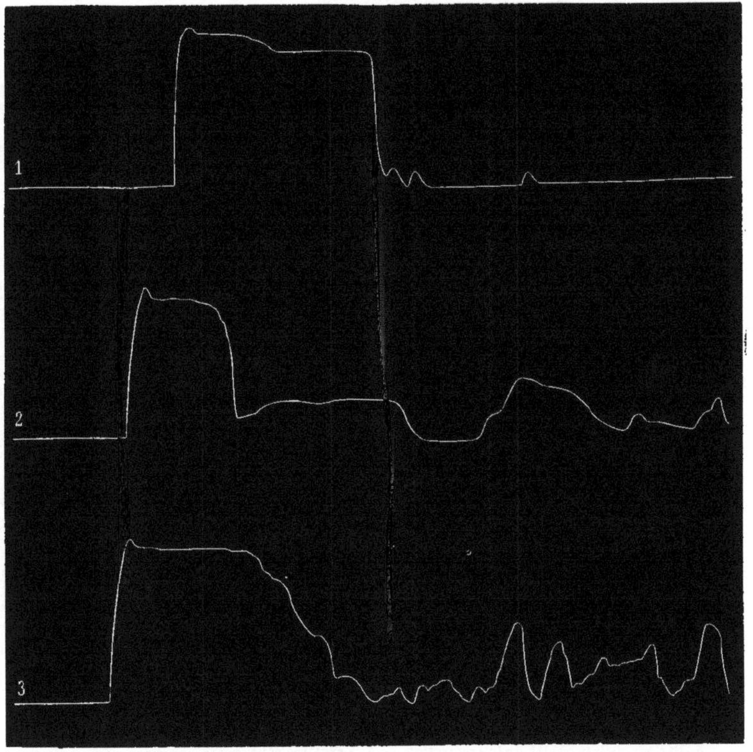

Fig. 20. — 1. 2. 3. Trois spécimens de la courbe de contraction musculaire propre à la colchicine à la dose efficace de 20 grammes.

modification de la courbe obtenue avec des doses suffisantes de cette dernière, se différencie nettement de celle de sa congénère chimique.

Ce résultat de l'étude myographique est d'autant plus remarquable dans les nuances bien tranchées qu'il indique, que l'influence respective de l'une et l'autre substance, vératrine et colchicine, sur la courbe de contraction musculaire, est, au fond, de même nature de part et d'autre, puisqu'elle consiste en un renforcement de la contraction ; mais l'expression graphique en est très différente, puisque, à la même dose, et même à une dose très supérieure, la colchicine reste muette de ce côté, et que à la dose relativement élevée où elle donne une réponse, celle-ci se différencie facilement de celle de la vératrine.

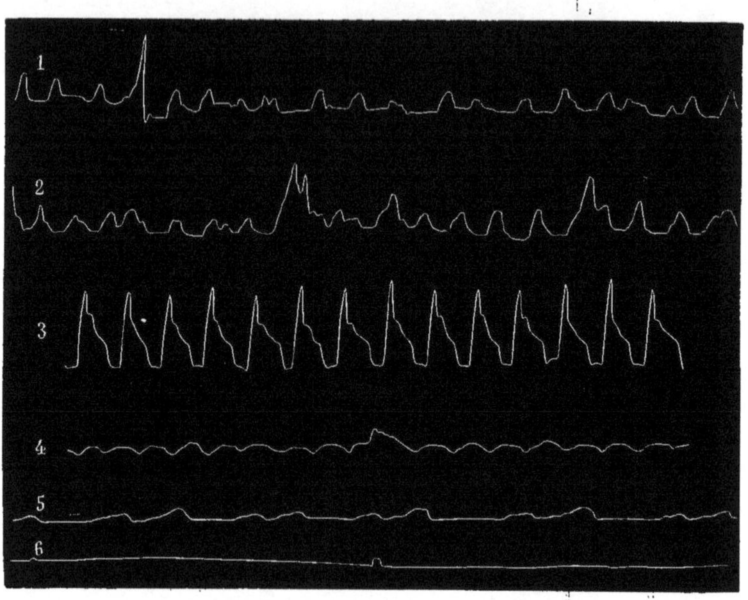

FIG. 21. — Modifications respiratoire et cardiaque (cobaye).

1. 2. Immédiatement après injection sous-cutanée. — 3. Période de ralentissement respiratoire et cardiaque avec augmentation de l'amplitude. — 4. Effets toxiques. Période de collapsus. — 5. Période ultime. Arrêt de la respiration. — 6. Dernières contractions du cœur, après cessation de la respiration.

Il est donc permis de considérer, en ce cas, la recherche myographique comme un adjuvant précieux de la recherche toxicologique, et comme capable de fournir les signes distinctifs d'une différenciation très nette.

Nous essaierons bientôt d'apprécier l'influence de la substance sur les muscles lisses de la vie végétative, notamment sur l'estomac et l'intestin, en étudiant son action sur le système nerveux.

Il convient de rapprocher les effets de la colchicine sur le fonctionnement du *muscle cardiaque*, de ceux qui viennent d'être constatés sur la contractilité musculaire en général.

Déjà nous avons noté dans le tableau symptomatologique général l'augmentation de la force d'impulsion cardiaque, soit chez le chien, à la suite de l'injection intra-veineuse, et dans la première phase de l'action de la substance, soit chez le cobaye dans le cas d'injection hypodermique. Nous donnons ci-contre des fragments de graphiques obtenus, chez ce dernier animal à l'aide de l'exploration directe par le cardiographe fixe à bouton, graphiques qui fournissent aussi, soit simultanément, soit à part, les modifications respiratoires thoraciques. (Fig. 21.)

L'on voit par ces graphiques que la première influence modificatrice de la colchicine sur le fonctionnement du cœur ne tarde pas à éprouver, aux phases ultérieures et avec les progrès de l'action toxique, des changements qui se traduisent aussi nettement, dans leur évolution plus ou moins lente, que sur le cœur de la grenouille.

II. — MODIFICATIONS DE LA TEMPÉRATURE

Les modifications de la température centrale sous l'influence de la colchicine ne paraissent pas être les mêmes, du moins à la première période de l'action de la substance, chez les herbivores et chez les carnivores : ainsi, chez les premiers, notamment chez le lapin, dans la première heure qui suit l'administration d'une dose de colchicine, qui peut être mortelle au bout de vingt-quatre heures, nous avons observé une élévation relativement considérable de la température rectale.

Exemple : Jeune lapin, du poids de 1,328 gr., ayant reçu en injection hypodermique 0 gr. 05 centigrammes de colchicine, à 3 h. 35.

La température initiale, avant l'injection prise dans le rectum (thermomètre très enfoncé) est de 39°,6 centigrades.

A 5 heures, c'est-à-dire environ une heure et demie après l'injection, la température est montée à 40°,5.

Mais, à 5 h. 55, ou cinquante-cinq minutes après, elle est retombée à 39°,7, qui est le chiffre initial.

Les effets objectifs de l'action de la substance ont commencé à se produire par des défécations multiples, l'urination, la tristesse de l'animal, et un degré notable de dyspnée.

Avec ces modifications de la température rectale chez le lapin, coïncident une anémiation constante de l'oreille avec refroidissement corrélatif et tendance à la mydriase pupillaire concomitante, tous phénomènes sur lesquels nous reviendrons bientôt.

Chez le chien, les choses se passent d'une façon sensiblement différente ; à la période initiale, nous n'avons pas observé l'augmentation rapide et momentanée de la température ; elle reste à peu près stationnaire durant les deux premières heures, ou, du moins, elle n'éprouve que de très faibles modifications :

Ainsi, sur un jeune chien, du poids de 10 kilog., ayant reçu une première injection sous-cutanée de 0 gr. 05 centigr. de colchicine, la température rectale qui, avant l'injection, était de 38°,8 (thermomètre très enfoncé), n'a pas varié au bout de une heure et demie.

Vingt minutes après une seconde injection de 0 gr. 05 centigr., survient le premier vomissement, la temp. R. est, à ce moment, à 38°,5 et une demi-heure plus tard, elle est encore à 38°,7.

Mais, sitôt que se prononcent les accidents : vomissements réitérés, selles successives, la dépression thermique marche rapidement. Le chiffre initial 38°,5 tombe vers la troisième heure à 35°,5 c'est-à-dire de deux degrés, et l'abaissement devient alors continu et progressif, jusqu'à atteindre une limite extrême proportionnée à la débilitation, au marasme et à la réduction rapidement énorme du poids de l'animal.

Dans le cas où la dose n'est point mortelle, après de légères oscillations, au moment toujours un peu éloigné, des premiers et seuls effets de la substance, la température reprend son taux normal.

Rappelons que, chez l'homme, la dépression thermique coïncidant avec les déperditions par la diarrhée et le vomissement se révèle aussi, comme l'ont montré les trois observations qu'il nous a été donné de faire, surtout l'observation accidentelle sur l'un de nous, par des phénomènes de refroidissement général touchant à l'algidité momentanée.

III. — ACTION SUR LE SYSTÈME NERVEUX

L'action *localisée* de la colchicine sur les conducteurs nerveux, avec lesquels elle se trouve immédiatement en contact, à la suite de l'injection sous-cutanée, est un fait constant, et reproduit par toutes nos expériences, dans lesquelles, comme sur le cobaye et la grenouille, l'injection a été pratiquée dans l'une des pattes, au niveau de la région crurale. Mais c'est là l'effet d'une action purement topique, d'ordre exclusivement chimique qu'il nous suffit de mentionner.

Ce qui nous importe, c'est l'action de la substance, à la suite de son absorption physiologique et généralisée. Il nous faut considérer successivement, à cet égard, le système nerveux *périphérique* et *central*, et dans le premier, examiner à part le système de la *vie de relation* et celui de la *vie végétative*.

A. *Système nerveux central*. — Il résulte du témoignage des phénomènes symptomatiques, que les centres nerveux ne sont pas atteints primitivement par l'action de la colchicine.

Les centres cérébraux de volition et d'intelligence conservent leurs fonctions, même jusqu'aux périodes ultimes de l'intoxication mortelle, ainsi qu'il est facile de s'en convaincre chez le chien, qui répond toujours à l'appel et aux caresses, et réalise les déterminations spontanées.

Toutefois, l'observation sur l'homme révèle, dans l'ordre des phénomènes fonctionnels, un symptôme, à peu près constant, qui annonce une influence soit directe, soit indirecte ou réflexe, sur les éléments organiques de la sphère cérébrale : c'est une céphalalgie gravative, d'une extrême violence, qui éclate au moment où vont se produire, après une longue période d'incubation, les premiers effets de la substance. Comme ces premiers effets sont la nausée, ordinairement suivie de vomissements répétés, de douleurs colliquatives et de selles diarrhéiques, il y a lieu de penser que la céphalalgie est liée à cet état gastro-intestinal, et qu'elle est, conséquemment, de nature réflexe. Quoi qu'il en soit, cette douleur céphalique, et l'état gastro-intestinal concomitant pourraient bien être la cause des cris plaintifs presque ininterrompus qui, chez le chien, signalent la période d'état de l'intoxication, et de l'état de tristesse et de stupeur dans lequel restent plongés, à cette même période, les herbivores (cobaye, lapin).

En tous cas, pas plus chez ces animaux que chez le chien, et que chez la grenouille, il n'y a, en dehors de l'effet local, de paralysie réelle, soit de la motricité, soit de la sensibilité, ainsi que va le démontrer, d'une façon topique, l'examen des propriétés fonctionnelles des conducteurs nerveux.

Ajoutons, à propos des centres nerveux, que dans l'intoxication mortelle, l'intervention, tout au moins consécutive, d'une influence *bulbaire*, dans le processus asphyxique, ne semble pas douteuse, ainsi que tendent à le montrer, en concordance avec les phénomènes objectifs ci-dessus, l'état des mouvements respiratoires et leur modification.

Chez la grenouille, on peut constater directement la survie de l'excitabilité des centres, notamment du centre myélitique, à toutes les périodes de l'intoxication.

De plus, et sous l'influence de doses relativement élevées, cette excitabilité semble pouvoir atteindre les proportions d'une véritable action convulsivante et tétanisante, ainsi qu'en témoignent nos tracés de la contraction musculaire ; d'une part un indice de tétanisation musculaire sous l'influence de l'excitation directe du nerf moteur ; et d'autre part des manifestations convulsiformes, en dehors de cette excitation.

Tout en accordant une certaine part à l'implication directe de la contractilité musculaire, il nous paraît difficile de ne pas faire aussi, en présence des résultats qui précèdent, une part réelle, même importante, à l'intervention du centre myélitique.

B. *Système nerveux périphérique. — Conducteurs de la vie de relation.* — En dehors du contact local et direct qui, — nous y avons déjà insisté — peut anéantir d'une façon plus ou moins complète et persistante, selon la dose, les propriétés fonctionnelles du conducteur nerveux, et même celle du muscle, ces propriétés ne sont pas notablement modifiées par l'action de la

colchicine, lorsque celle-ci a pénétré dans l'organisme à la suite
de l'absorption physiologique : ainsi la *motricité* du nerf demeure
intacte, de même que sa *sentivité*, comme il est facile de s'en
assurer par l'application directe d'un courant induit, et comme
en témoignent aussi la persistance des réflexes par excitations
périphériques, et l'absence de phénomènes paralytiques. Aussi,
et pour le dire dès à présent, la classification faite par quelques
auteurs, de la colchicine parmi les *paralyso-moteurs* est-elle
inexacte, et en complète contradiction avec l'observation des
faits expérimentaux.

Ce n'est qu'à la période ultime de l'intoxication mortelle,
marquée à la fois par les symptômes d'un affaiblissement extrême, et ceux du processus asphyxique terminal, que l'on peut
constater des manifestations de parésie, mais d'une parésie
consécutive et secondaire.

Il n'est pas inutile de rappeler ici les modifications que déterminent dans la courbe musculaire les excitations directes du
nerf moteur, modifications caractérisées par le renforcement
tétaniforme de cette courbe ; et aussi les convulsions cloniques
spontanées qui surviennent, chez la grenouille, sous l'influence
de doses massives et toxiques.

Il semble, en conséquence, qu'il y ait plutôt dans l'action de
la colchicine sur le système nerveux tant central que périphérique, une influence excitatrice qu'une influence dépressive ; et
ce mode d'influence qui se révèle nettement, comme nous venons de le voir, dans les phénomènes fonctionnels du domaine
de la vie de relation, se montrent peut-être plus nettement
encore dans ceux de la vie végétative.

C. *Système nerveux de la vie végétative et fonctions qui s'y
rapportent.* — Ici, en effet, tout dans les symptômes objectifs
de l'action physiologique et toxique de la substance, de même
que dans les résultats de l'analyse expérimentale, annonce
comme une prédominance de cette action sur le *système nerveux ganglionnaire*.

Nous avons vu, en premier lieu, la plupart des fonctions de
sécrétion et d'excrétion être profondément et principalement

troublées, notamment les fonctions gastro-intestinales, sur lesquelles semble se concentrer, chez les mammifères, l'influence
de la colchicine, soit qu'à la dose physiologique, seuls la nausée et le vomissement soient provoqués, soit qu'à la dose toxique, ou même à la limite de cette dose, il y ait production de
selles diarrhéiques répétées, incoercibles, aboutissant à l'enté-
rorrhagie, avec état colliquatif des plus douloureux.

La double participation du système nerveux sensitivo-mo-
teur qui préside aux fonctions troublées dont il s'agit, et des
éléments contractiles ou musculaires, qui interviennent dans
ces mêmes fonctions, ne semble pas douteuse ; et cette participation procède de l'influence hyperexcitatrice de la colchicine.
La mise en jeu du muscle gastrique dans les mouvements anti-
péristaltiques se révèle dans l'acte du vomissement, qui ouvre
constamment la scène des accidents toxiques ; et quant aux
muscles intestinaux, il est facile, à la période d'état, de constater, *de visu*, leurs contractions excessives et incessantes, se
produisant, sans doute, par un double mécanisme : l'excitation
primitive et simultanée des éléments nerveux et musculaires,
et les effets secondaires d'une action excito-motrice.

Pour se faire une juste idée de ce mécanisme, il faut considérer que ce n'est pas immédiatement à la suite de l'introduction de la substance même dans l'estomac et au contact direct
de la surface de la muqueuse gastro-intestinale, que se produisent les troubles qu'elle provoque, effets caractéristiques de
son action : il est, pour cela, nécessaire que son absorption
physiologique se soit effectuée, c'est-à-dire qu'elle ait pénétré
dans le système circulatoire, et qu'elle ait ensuite choisi, en
quelque sorte, les lieux de sa sortie ou de son élimination, qui
sont précisément et d'une façon prédominante, la surface gastro-intestinale : l'observation des phénomènes objectifs et les
résultats de la recherche toxicologique et de l'analyse chimique
concordent ici pour démontrer cette prédominance d'effort éli-
minateur, qui est en même temps, et par une conséquence forcée,
la source des troubles fonctionnels et organiques dans la sphère
où ils s'exercent. Le système nerveux sympathique et les éléments musculaires lisses sont donc bien, en ce cas, particulièrement en jeu.

Cette intervention du sympathique se révèle aussi, dans les effets vasculaires qui impliquent les vaso-moteurs, non seulement du côté des régions, gastrique et intestinale, où, à côté et à la suite de l'effort hypersécrétoire, se produisent de véritables raptus hémorrhagiques, mais encore du côté de la circulation auriculaire et du côté du fonctionnement du muscle pupillaire, ainsi que cela s'observe bien, surtout sur le lapin.

Nous avons, en effet, constaté plus haut que, avec les modifications de la température rectale, coïncidaient une *anémiation* constante de l'oreille avec refroidissement corrélatif, et *mydriase* pupillaire concomitante.

Chez le chien, où la mydriase pupillaire que l'on observe est constante et plus accentuée, il convient de tenir compte de l'influence des accidents gastro-intestinaux qui sont à leur summum chez cet animal, tandis qu'ils n'existent pas ou existent à peine chez l'herbivore, notamment le vomissement.

Quoi qu'il en soit de ces différences, qui tiennent uniquement à l'espèce animale, et qui ne s'appliquent qu'à la forme du phénomène et non à son siège, il nous paraît difficile de mettre en doute l'intervention prédominante du système nerveux sympathique et ganglionnaire, dans les troubles fonctionnels dont il s'agit ; et l'étude que nous allons maintenant aborder des modifications de la pression sanguine, et simultanément des effets de l'excitabilité provoquée du vago-sympathique, va achever cette démonstration.

IV. — MODIFICATIONS DE LA PRESSION SANGUINE. — EFFETS DE L'EXCITATION DU VAGO-SYMPATHIQUE ET DU SYMPATHIQUE CERVICAL.

L'influence de la colchicine sur la pression intra-vasculaire et sur les modifications concomitantes du fonctionnement cardiaque, va se déduire clairement du résumé d'une expérience-type réalisée sur le chien.

Un chien vigoureux, très résistant, de la race dite « de berger », du poids de 20 kil., préalablement soumis à une curarisation suffisante, mais non absolue, est préparé pour l'enregistrement graphique des oscillations de la colonne sanguine dans le bout cardiaque de la carotide droite, à l'aide du double manomètre enregistreur.

On injecte successivement, par une veine saphène, à des intervalles de temps qui sont exactement indiqués ci-après, d'abord 1 cent. cube d'une solution aqueuse de colchicine cristallisée contenant 0 gr. 05 centigr. par centimètre cube ; puis 10 cent. cubes à la fois, à deux reprises, ce qui a porté la dose totale du produit actif à 0 gr. 25 centigrammes.

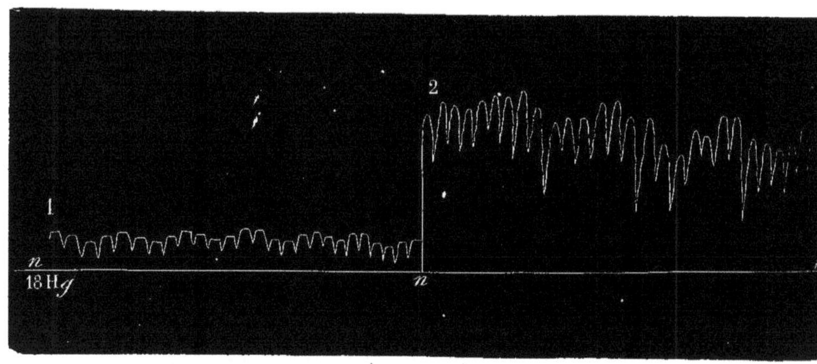

Fig. 22. — Modification de la pression intra-artérielle sous l'influence de la colchicine chez le chien.

n n' ligne du 0 de pression. — 1. Tracé normal, avant l'injection. — 2. Tracé après l'injection, donnant la hauteur de la variation *maxima* de la pression, et les modifications correspondantes des oscillations carotidiennes.

Des tracés nombreux pris sur le grand cylindre (de Chauveau et Marey) traduisent les modifications variées et successives des oscillations intra-vasculaires, à tous les moments opportuns de l'expérience ; en même temps que sont notées les oscillations concordantes de la colonne mercurielle.

Voici le graphique (fig. 22) représentant les maxima de pression avec les chiffres correspondants des oscillations de la colonne manométrique :

Variations correspondantes de la pression.

Pression initiale. . . . .   18-19 Hg.
Première injection de 0 gr. 05.
   Immédiatement après. . . . .   19,5—20,5
   A la 10ᵉ minute. . . . .   20 —21

Deuxième injection 0 gr. 10.
   Pendant. . . . .   20,5—21,5
   Après. . . . . . , ...   20 —22
   A la 9ᵉ minute. . . . . . , . . , ...   21,5—22

Troisième injection 0 gr. 10
   Immédiatement après. . . . . . , ...   19,5—22,5
   De la 9ᵉ à la 10ᵉ minute . . . .   20 —22,5
   De la 15ᵉ à la 20ᵉ. . . . .   21,5—23

A ce moment de l'expérience, un caillot s'est formé au niveau
de la canule introduite dans l'artère, lequel est rapidement
enlevé.

Après l'incident, la colonne manométrique oscille entre 23 et
25, et les modifications du graphique correspondent à ce mouvement ascensionnel. (Graphique ci-dessus.)

Nous pratiquons une excitation du nerf pneumogastrique
gauche préparé *ad hoc*, d'abord dans sa totalité, à l'aide du
courant 5 du chariot Dubois-Raymond.

Les effets correspondants de cette excitation sont expri-
més en graphiques, dans la figure ci-après. (Fig. 23.)

A la suite de cette excitation, la colonne mercurielle oscille
entre 26 et 26,5.

Le pneumogastrique est alors sectionné et des excitations
successives, avec des courants progressivement renforcés,
sont faites sur le bout périphérique ou cardiaque. Les résultats de ces excitations s'expriment par des effets successifs
concomitants, et à des degrés divers, exactement inscrits,
avec la durée des excitations, dans des graphiques dont une
des meilleures expressions est représentée figure 24.

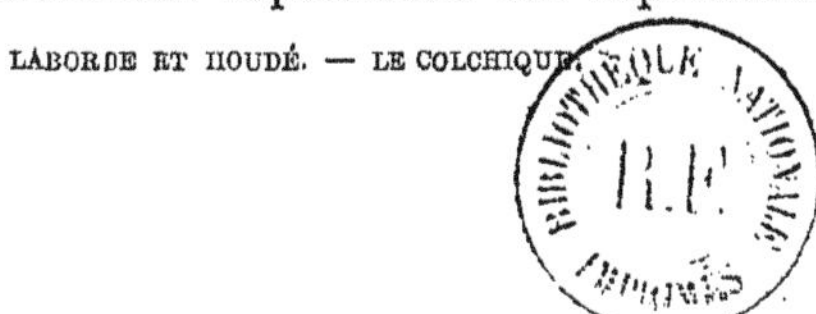

A la suite de ces essais, l'on constate une notable accélération cardiaque et les modifications respiratoires qui accom-
pagnent d'habitude la section de l'un des vagues; la pression
reprend le niveau de la montée première après la deuxième
injection, c'est-à-dire 21 à 21,5 de la colonne manométrique
et s'y maintient.

Jusqu'au moment de l'excitation du pneumogastrique total,
l'animal a présenté une large *dilatation* pupillaire. Après
la section du vague, cette dilatation s'est changée en *myosis*
persistant.

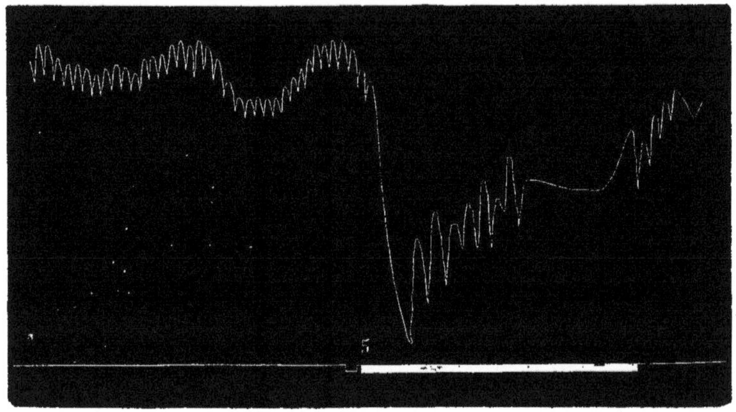

FIG. 23.— Effets de l'excitation du pneumogastrique total ou dans sa continuité (courant 5 du
chariot). Le courant et la durée de l'excitation sont marqués par la grosse ligne blanche.

L'animal qui s'était peu à peu décurarisé a pu être aban-
donné à sa propre respiration, modifiée, il est vrai, par la
section du pneumogastrique; détaché de ses liens, et mis en
liberté, il se tient debout, malgré les fatigues de l'expérience,
et il est pris, presque aussitôt, d'efforts de vomissements,
accompagnés de défécations diarrhéiques multiples et fétides.

Laissé en cet état, vers six heures du soir, le chien a
succombé dans la nuit aux accidents progressifs habituels
de l'intoxication.

Le fait capital que cette expérience met en évidence, c'est

l'élévation marquée et persistante de la pression intra-vasculaire. Le ralentissement concomitant et l'accroissement de l'amplitude des contractions cardiaques semblent indiquer une influence réelle du moteur central sur cette modification de la pression sanguine.

Mais cette influence ne paraît pas être unique, et il est difficile de ne pas accorder une certaine part, dans ces effets, même une part importante aux actions vaso-motrices périphériques, si l'on considère, d'un côté, que la pression se

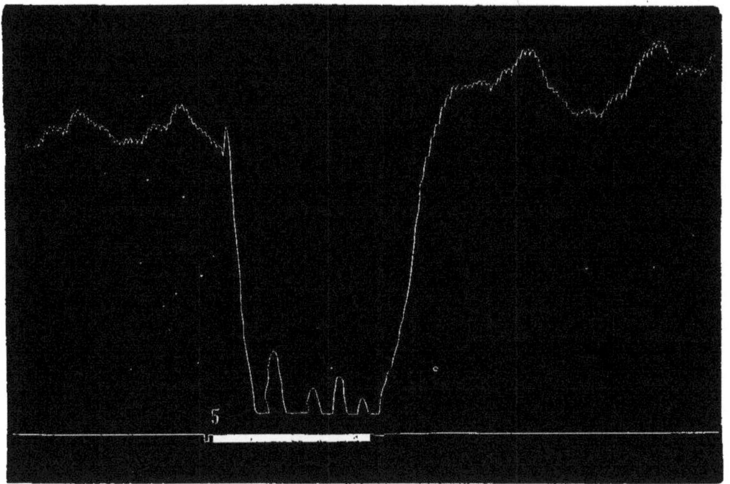

FIG. 21. — Effets de l'excitation du pneumogastrique après la section : excitation du bout périphérique ou cardiaque, avec le même courant 5.

maintient à son taux élevé, malgré la chute, à une certaine période, de l'amplitude cardiaque, et l'accélération des battements du cœur, et d'un autre côté, que l'excitabilité du vago-sympathique persiste presque dans sa normale, malgré l'intervention de l'action curarisante.

Ces résultats sont, d'ailleurs, confirmés par ce que l'on observe sur le lapin, ainsi qu'en témoignent de nombreux graphiques, que nous n'avons pas cru devoir reproduire, car ils feraient double emploi avec les précédents.

En excitant directement le sympathique cervical, et en observant attentivement les modifications de la circulation auriculaire sous l'influence d'une dose suffisante de colchicine en injection hypodermique, nous avons pu faire également chez le lapin des constatations intéressantes, au point de vue qui nous occupe actuellement.

Déjà, en nous occupant plus haut des modifications de la température, nous avons constaté et signalé, en passant, l'anémiation des vaisseaux auriculaires avec refroidissement local corrélatif, et tendance à la mydriase pupillaire concomitante; phénomènes qui appartiennent en propre à l'influence fonctionnelle du sympathique. En observant de plus près ces phénomènes, on s'assure qu'ils sont bien sous la dépendance de l'action de la colchicine, et qu'ils peuvent varier, selon la période de cette section, de façon telle qu'à la vaso-constriction primitive et au refroidissement qui en est la suite, succède une vasculo-dilatation très prononcée avec élévation thermique proportionnelle.

C'est ce qui a pu être expressément noté dans l'expérience suivante, particulièrement disposée pour ce but :

Un lapin, de race albinos très pure et dont les oreilles sont, par conséquent, d'une parfaite transparence, du poids de 2 k. 600, reçoit en injection, sous la peau du dos, la dose massive 0 gr. 10 centigr. de colchicine.

Avant l'injection, l'animal étant au repos et très tranquille sur une table, nous observons et fixons attentivement l'état stationnaire des vaisseaux auriculaires, qui sont en dilatation moyenne; les oreilles donnant à la main la sensation d'une douce chaleur, et les pupilles étant en dilatation moyenne.

L'injection a été pratiquée à 4 h. 25.

Vers la dixième minute après l'injection, il est permis de constater d'une façon nette, l'effacement des vaisseaux, l'anémiation de l'oreille et un refroidissement de celle-ci très sensible au toucher.

Il y a en même temps du côté de l'œil comme un peu de protrusion du globe avec tendance au resserrement pupillaire.

A 5 heures l'animal comme fixé dans une sorte d'immobilité stupide présente, entre autres phénomènes objectifs, une accélération très notable des mouvements respiratoires, et des battements du cœur sentis à travers la paroi thoracique.

Mais, — et c'est ce qui nous intéresse ici particulièrement — l'anémiation et le refroidissement des oreilles persistent nettement, et si bien que la pression à la base de ces dernières qui, dans l'état ordinaire et normal, provoque la vasculo-dilatation transitoire, demeure, dans ce cas, sans effet appréciable.

Cependant, un peu plus tard, vers 5 h. 40 (c'est-à-dire un peu plus d'une heure après l'injection) la scène change de ce côté, et une période nouvelle commence : la réfrigération des oreilles précédemment si marquée a fait place à une sensation réelle de chaleur, et l'anémiation de tantôt à une rubéfaction progressive. Ce changement local coïncide avec des défécations multiples et une certaine agitation de l'animal, qui est sorti de l'espèce de torpeur dans laquelle il était plongé. L'anhélation respiratoire se prononce aussi de plus en plus ; l'intoxication entre dans la phase des troubles cardio-pulmonaires, qui prédominent, ainsi que nous l'avons montré, chez les herbivores, et nous laissons l'animal en cet état, avec la présomption qu'il succombera dans la nuit, présomption que confirmait la réalité dès le lendemain matin.

Ce qu'il faut, et ce que nous voulons uniquement retenir de cet essai expérimental, c'est la démonstration objective d'une réelle influence exercée par la colchicine dans la sphère vaso-motrice périphérique du sympathique.

Cette démonstration peut, d'ailleurs, être renforcée, en quelque sorte, par l'épreuve suivante :

Le cordon cervical du sympathique est préalablement sectionné chez un lapin congénère du précédent, et lorsque les phénomènes consécutifs à cette section, de congestion auriculaire et d'élévation thermique se sont bien prononcés, nous pratiquons l'injection hypodermique de la substance. Or, tandis que, dans la première période de son action, l'anémiation avec refroidissement proportionnel surviennent, comme précédemment, dans l'oreille non énervée, nous ne notons pas de modifications bien appréciables du côté de l'oreille correspondante au sympathique sectionné. En tout cas, le contraste est assez net, assez frappant pour permettre de saisir la réalité d'une différence d'action, qu'accuse clairement l'intervention fonctionnelle du sympathique.

C'est le fait que nous avons voulu surtout mettre ici en évidence et qui, rapproché de ce que nous avons constaté chez le chien, où prédominent les troubles fonctionnels qui sont particulièrement du ressort du système nerveux ganglionnaire, constitue comme la caractéristique physiologique de l'action de la substance dont il s'agit.

Cette action dominante et, comme nous avons coutume de l'appeler, *élective*, s'étend aussi, et sous la même forme symptomatique, à l'espèce humaine, ainsi que nous l'ont montré plusieurs observations qu'il nous a été donné de faire, soit à l'état physiologique, soit à l'état pathologique, que nous avons indiquées plus haut, et sur lesquelles nous reviendrons, au chapitre des applications ; en sorte qu'il est permis, dès à présent, et grâce à cette étude préliminaire, d'entrer dans la voie de la systématisation des faits expérimentaux et des applications pratiques à la thérapeutique.

Mais, auparavant, il nous reste à entrer dans les détails de *l'étude toxicologique.*

CHAPITRE II

TOXICOLOGIE

**Procédé de recherche. — Localisation. — Voies d'élimination
du toxique.**

La solution de tout problème toxicologique, considéré au point
de vue chimique, comporte plusieurs données essentielles dont
il ne faut jamais se départir, sans s'exposer à de graves mécomptes dans les résultats ; aussi y a-t-il un grand intérêt pour
l'expert à circonscrire la question, autant que possible, dans le
cercle le plus restreint. Avant de procéder à des manipulations
si délicates et si subtiles que souvent le poison peut échapper,
soit qu'il se détruise sous l'action des réactifs même d'origine
organique, soit encore que, restant insoluble dans les véhicules
habituels, il persiste à se fixer dans les organes soumis à l'analyse (et cette dernière cause d'erreur est la plus fréquente surtout lorsqu'il s'agit de se livrer à la recherche d'un alcaloïde),
on doit s'imposer la solution des deux questions suivantes :

Un toxique ayant été introduit dans l'organisme ;
1º Par quelle méthode devons-nous le rechercher ?
2º A quels caractères chimiques allons-nous sûrement le reconnaître ?

Tel sera le sujet de la présente recherche pour ce qui regarde
la colchicine cristallisée, recherche que nous ferons suivre
d'une étude sur la localisation et l'élimination de ce poison.

§ Ier

PROCÉDÉ DE RECHERCHE DE LA COLCHICINE

Le procédé que nous avons employé est exactement calqué sur celui qui nous a permis d'extraire la colchicine cristallisée des semences de colchique, sauf quelques légères modifications.

Un animal ayant succombé à l'empoisonnement par la colchicine, voici la méthode de recherche que nous avons suivie :

Les organes ayant été dilacérés et coupés en petits morceaux avec le plus grand soin et à l'aide d'un instrument bien lavé, sont mis en macération pendant vingt-quatre heures avec de l'alcool à 90 degrés, en prenant la précaution d'agiter le mélange à plusieurs reprises et de l'additionner de quelques grammes d'acide tartrique en poudre.

On filtre et on exprime fortement ; le magma est de nouveau malaxé avec de l'alcool qui est filtré et réuni à la première liqueur.

On sépare l'alcool par distillation au bain-marie et dans le vide : ainsi on obtient un résidu aqueux à peine coloré et tenant en suspension un assez grand nombre de substances graisseuses qu'on élimine par filtration.

Le liquide très limpide est agité avec du chloroforme chimiquement pur, qui dissout la totalité de la colchicine et qui par évaporation spontanée abandonne l'alcaloïde à l'état amorphe.

Celui-ci est redissous dans un peu d'alcool à 40° centigrades et confié à l'expertise physiologique.

Avec ce procédé, il nous a été permis d'isoler des traces de colchicine et d'extraire d'un animal empoisonné, par cinq centigrammes seulement, une quantité suffisante de poison pour tuer un second ; sa sensibilité et son exactitude sont donc consacrées par notre pratique, et nous croyons utile de faire remarquer que dès le début de l'opération il serait téméraire de laisser macérer les organes avec le chloroforme, qui présente

l'inconvénient de dissoudre les matières colorantes, et les matières grasses, au point qu'il devient impossible de les éliminer, et par conséquent de les séparer du toxique, — et pour
montrer combien est rigoureux notre procédé, nous dirons que
tout récemment encore, dans l'urine d'un goutteux qui s'était
administré cinq milligrammes de colchicine, il nous a été possible de constater la présence de ce produit.

§ II

CARACTÈRES CHIMIQUES DIFFÉRENTIELS DE LA COLCHICINE

Dans un chapitre précédent, nous avons déjà fait connaître
les caractères généraux et les propriétés chimiques de la colchicine, sur lesquels nous n'insisterons pas, et comme quelques auteurs ont prétendu qu'elle pouvait être confondue avec la *vératrine* et que ces deux substances appartiennent, on le sait à la
même famille végétale, il importe de mettre en parallèle les
réactions respectives qui distinguent nettement, selon nous,
la vératrine d'avec la colchicine.

	VÉRATRINE	COLCHICINE
Caractères organoleptiques. Odeur..................	Produit des effets sternu-tatoires répétés.	Ne produit pas d'effets sternutatoires.
Saveur....................	Brûlante, qui produit sur les lèvres, la langue et toute la cavité buccale, une sensation piquante, qui se prolonge pendant une demi-heure. Dans la gorge on ressent avec une sensation de chaleur, une sorte de sentiment de strangulation.	Douceâtre, après cinq minutes, une grande amertume se manifeste dans la gorge avec sécheresse, Pas d'action irritante locale, pas de picotements ni de brûlures sur la membrane pituitaire.
Réaction.	Très alcaline.	Alcalinité à peine sensible.
Caractères chimiques, coloration, acide chlorhydrique....................	Coloration d'un vert pomme, puis jaune, et enfin rouge. Si on chauffe, cette coloration persiste pendant plusieurs mois sans changer.	D'un vert à peine sensible.

	VÉRATRINE	COLCHICINE
Acide sulfurique.........	Cet acide produit une faible coloration jaune citron qui devient rose et enfin d'un rouge sang ; le liquide acquiert de la *fluorescence* et présente une *teinte verte* non persistante. Ce dichroïsme se maintient jusqu'à ce que la solution ait pris une teinte rouge sang.	Coloration vert pomme à peine sensible.
Acide azotique (1)........	Coloration à peine rosée, si on ajoute de l'ammoniaque, il se forme un *précipité sang caillé* soluble dans AzO^5 ; et le liquide redevient presque incolore.	Coloration verte d'abord ; puis d'un rouge cramoisi qui tire au pourpre très fugace. Après quelques minutes d'attente, elle disparaît et le liquide demeure jaune citron. Si on y ajoute AzH^4, la coloration jaune passe au rouge cerise qu'un excès d'AzO^5 détruit et ramène à la teinte jaune citron.
Réactif de Frohde........	Coloration jaune qui passe rapidement au vert.	Coloration jaune citron.

Il n'y a donc pas de confusion possible avec la vératrine.

Enfin la caféine, la morphine, la papavérine, la brucine traitées par l'acide nitrique à chaud, fournissent des colorations roses, mais aucune d'elles n'a la moindre analogie avec la coloration rouge cramoisi, puis violacée que prend la colchicine sous l'influence de ce réactif.

La différenciation chimique de la colchicine est donc, on le voit des plus nettes ; et malgré certaines analogies avec la vératrine, elle peut être parfaitement différenciée par le réactif physiologique, ainsi qu'il nous a été permis de le faire dans le cas expérimental ci-après :

(1) Avec 1/80 de milligramme la réaction est sensible.

Deux cobayes intoxiqués par une dose totale de dix centigrammes de colchicine ont été soumis, en entier, à l'analyse chimique. En même temps que l'extrait retiré des cadavres donne les réactions absolument caractéristiques indiquées plus haut, l'injection sous-cutanée d'un demi-centimètre cube environ de cet extrait à un tout jeune cobaye, provoquait le tableau typique des symptômes que nous avons décrit, et même faisait succomber l'animal.

§ III

LOCALISATION ET ÉLIMINATION DE LA COLCHICINE CRISTALLISÉE

Il résulte, de ce qui précède, que nous disposons d'une méthode aussi sûre que rigoureuse pour procéder à la recherche toxicologique de la colchicine cristallisée, méthode qui, nous ne saurions trop le répéter, nous a fourni la possibilité d'extraire des divers organes les plus faibles traces de poison : et, comme d'un autre côté, nous sommes armés de réactions chimiques, au moyen desquelles il nous est permis de caractériser avec évidence le principe toxique du colchique, il nous sera facile d'étendre la solution du problème toxicologique à tous les tissus et à tous les organes, dans l'intimité desquels il s'agit de décéler le poison ; ce qui nous conduira à la détermination exacte des principales voies d'élimination.

En ce qui concerne particulièrement la colchicine, un fait indubitable prédomine dans le travail d'absorption et de répartition dans les tissus, c'est que la distribution du toxique dans les organes subit des lenteurs excessives, puisqu'on ne voit apparaître les premiers symptômes de l'empoisonnement que quatre ou cinq heures après l'ingestion, et que la mort ne survient qu'au bout de douze et quatorze heures, quel que soit, d'ailleurs, le mode d'introduction, aussi bien la voie hypodermique, intraveineuse, que celle de l'estomac.

Ces retards dans l'évolution des symptômes paraissent encore indépendants de la dose toxique ; en effet, qu'on administre à un animal, cinq, dix, vingt et même cinquante centigrammes de colchicine cristallisée, on n'observe guère de modification dans la promptitude d'apparition des symptômes ; les allures de l'empoisonnement, comme nous l'avons déjà indiqué, aussi bien chez l'homme que chez le cobaye, présentent les mêmes phénomènes extérieurs, typiques pour la colchicine, et les mêmes lenteurs dans les effets d'intoxication.

Les voies d'élimination de la colchicine sont très nombreuses, et nous allons les passer en revue, en partant des plus simples tels que les vomissements et liquides de l'organisme, pour remonter progressivement aux plus complexes, c'est-à-dire aux organes solides (tissus, foie, reins, vessie, intestins, estomac, rate, pancréas, vésicule biliaire, poumons, cœur) — en indiquant les parties, où nous avons retrouvé la plus grande quantité du toxique.

Si les cas d'empoisonnement par le colchique et par ses formes pharmaceutiques ont été observés à maintes reprises, il n'en est pas de même de l'intoxication par le principe actif de cette plante, la colchicine, dont nous n'avons pas rencontré la moindre relation dans les auteurs.

Et même, pour les empoisonnements causés par les préparations de colchique, les diverses observations publiées jusqu'à ce jour nous montrent qu'il règne une grande incertitude sur ce point, et qu'on attribuait des propriétés toxiques, tantôt aux bulbes au préjudice des semences, tantôt aux semences au détriment des bulbes ; cependant nous avons déjà établi, d'une façon certaine, que les semences de colchique renferment dix fois plus de principe actif que les bulbes.

Orfila relate dans ses mémoires de nombreux cas d'intoxication causés par les préparations de colchique et jamais par la colchicine, sans doute parce que ce dernier produit n'avait pas d'usage en thérapeutique. D'autre part, ni Dragendorff, ni Oberlin n'ont signalé des cas d'empoisonnement par l'alcaloïde.

§ IV

RECHERCHE DU TOXIQUE DANS LES LIQUIDES DE L'ORGANISME

A. Bave et vomissements. — Un des premiers symptômes de l'intoxication par la colchicine se produit par des vomissements répétés ; d'abord, ils sont constitués par des liquides épais et filants, puis de couleur blanchâtre ; ils sont mêlés à la bave et se présentent avec un aspect mousseux.

Après avoir traité ces matières de vomissements par la méthode habituelle, nous avons constaté dans le produit obtenu finalement :

1° Par le réactif de Mayer, une opalescence manifeste ;

2° Par l'acide nitrique, une coloration jaune, puis verte, mais non violacée.

Ce qui nous indique, dans les vomissements, la présence de traces seulement de substance toxique.

B. Urine. — Bien avant les efforts de vomir, l'action de la colchicine se manifeste du côté de la vessie et la sécrétion urinaire apparaît environ une heure après l'ingestion, c'est un signe assez caractéristique, et que nous avons constaté dans maintes circonstances.

L'examen du produit obtenu nous fait voir :

1° Par le réactif de Mayer, un précipité jaune et abondant ;

2° Par l'acide azotique, une coloration jaune citron, puis violacée, mais fugace.

Dans l'urine, la proportion de colchicine est, sans nul doute, beaucoup plus grande que dans les liquides de vomissement.

C. Sang. — Un chien ayant été empoisonné au moyen d'une injection intra-veineuse de 0,70 centigrammes de colchicine, nous l'avons immolé deux heures après, sans avoir attendu les effets de l'intoxication. Une partie du sang (500 centimètres cubes environ) ont été recueillis et traités par notre méthode de recherche.

Examen du produit obtenu :

1° Par le réactif de Mayer, pas de précipité ni d'opalescence ;

2° Par l'acide azotique, pas la moindre coloration verte ni jaune.

Ces résultats négatifs nous conduisent à affirmer que le sang ne renferme pas les moindres traces du poison, et cependant, c'est par ce liquide que nous l'avons introduit dans le torrent circulatoire.

§ V

RECHERCHE DANS LES SOLIDES DE L'ORGANISME : TISSUS ET ORGANES

D. Foie. — D'après Dragendorff, l'analyse du foie ne conduirait souvent qu'à un résultat négatif ; bien contraires sont nos conclusions, car il nous a été donné de déceler dans cet organe une grande quantité de colchicine.

Examen du produit obtenu :
1º Par le réactif de Mayer, précipité blanc très abondant, caillebotté ;
2º Par l'acide azotique, coloration violacée manifeste.

E. Vésicule biliaire. — La vésicule biliaire était remplie de liquide ; après analyse, nous avons constaté dans le résidu une proportion moyenne de toxique.
Examen du produit obtenu :
1º Par le réactif Mayer, opalescence très grande ;
2º Par l'acide azotique, coloration violacée assez manifeste.

F. Reins. — Les reins ne sont pas les organes d'élimination qu'affectionne la colchicine, car, c'est à peine si nous avons constaté sa présence.
Examen du produit obtenu :
1º Par le réactif Mayer, opalescence à peine marquée ;
2º Par l'acide azotique, pas de coloration violacée, mais d'un jaune verdâtre.

G. Rate. — La rate contient une certaine proportion de toxique, et par son pouvoir d'élimination, on peut la comparer à la vésicule biliaire.
Résultat du produit obtenu :

1° Par le réactif de Mayer, opalescence très grande ;

2° Par l'acide azotique, coloration violacée assez manifeste.

H. Pancréas. — Le pancréas est un de ces organes profonds où se fait l'intoxication par la colchicine : il constitue une voie d'élimination assez élevée dans notre échelle de comparaison, et se rapproche beaucoup du foie en tant qu'organe colonisateur.

Examen du produit obtenu :

1° Par le réactif de Mayer, précipité blanc abondant, caillebotté ;

2° Par l'acide azotique, coloration violacée manifeste.

I. Vessie. — Oberlin, dans sa thèse inaugurale sur le colchique d'automne, signale la vessie comme retenant toujours son liquide de sécrétion ; mais nos résultats sont bien différents, car, à l'autopsie des animaux intoxiqués, jamais nous n'avons recueilli le plus petit volume d'urine ; la vessie était toujours rétractée sur elle-même, comme une balle de caoutchouc.

Examen du produit obtenu :

1° Par le réactif de Mayer, précipité abondant ;

2° Par l'acide azotique, coloration assez violacée.

J. Estomac. — L'estomac constitue une des voies d'élimination les plus puissantes. On y retrouve la colchicine en forte proportion, bien que Dragendorff indique le contenu stomacal comme ne devant conduire, la plupart du temps, qu'à un résultat négatif, et cependant, l'animal sur lequel nous avons fait notre expérience a succombé à une intoxication par voie intra-veineuse.

Examen du produit obtenu :

1° Par le réactif de Mayer, précipité blanc très abondant, caséeux ;

2° Par l'acide azotique, coloration violacée intense.

K. Intestins. — Les intestins renfermaient encore, au moment de notre recherche, les matières fécales moulées ; car les selles n'avaient pas eu le temps de se produire, puisque l'animal a été tué deux heures après l'introduction du toxique, et avant d'avoir succombé à ses attaques aussi lentes qu'infaillibles.

Mais si l'on donne au toxique le temps d'exercer son action, les évacuations alvines sont nombreuses.

Cependant Oberlin, déjà cité, dit que, dans les cas d'empoisonnement par l'ingestion stomacale de la colchicine, il a toujours retrouvé les fèces moulées dans cet organe, et il va même jusqu'à déclarer « que le principe actif du colchique tue sans produire de selles, et que, dans les cas d'intoxication par les préparations pharmaceutiques de colchique, ces selles sont produites par l'action des matières contenues dans l'huile ou dans les extraits».

Cette assertion erronée trouve une explication facile dans le fait qu'Oberlin, pour préparer la colchicine, rejetait les matières grasses et huileuses, tandis que c'est précisément de celles-là que nous retirons notre colchicine cristallisée. Il devait nécessairement par cette précaution superflue retrouver dans les résidus toute l'action physiologique qu'il enlevait, pour ainsi dire, à la colchicine.

Examen du produit obtenu :

1º Par le réactif de Mayer, précipité blanc caséeux ;

2º Par l'acide azotique, coloration violacée intense, les intestins contiennent donc, comme l'estomac, une égale proportion de colchicine.

L. Selles. — Les selles apparaissent en général quatre ou cinq heures après l'ingestion du toxique, et elles constituent une des premières voies d'élimination de la colchicine.

Examen du produit obtenu :

1º Par le réactif de Mayer, opalescence ;

2º Par l'acide azotique, coloration à peine violacée.

M. Cœur. — Le cœur, de même que le sang, ne contiendrait pas les moindres traces de colchicine ; tous nos essais chimiques ont donné une réponse négative à l'endroit de cet organe.

N. Poumons. — Les poumons sont le siège d'une élimination assez prononcée, et cette voie tient le milieu entre la rate et le pancréas.

Examen du produit obtenu :

1° Par le réactif de Mayer, précipité blanc abondant ;

2° Par l'acide azotique, coloration violacée.

Conclusions. — En résumant toutes ces données du problème toxicologique, et en les comparant entre elles, nous avons établi une échelle de graduation, sorte de tableau synoptique où d'un seul coup d'œil, on peut se rendre compte des différents milieux de l'organisme qui président, pour ainsi dire, à la localisation et à l'élimination de la colchicine cristallisée.

Gamme d'élimination de la colchicine cristallisée dans les divers organes.

0. Le sang.	4. La vésicule biliaire.
0. Le cœur.	5. Les poumons.
1. La bave.	6. Le pancréas.
2. Les reins.	7. Le foie.
3. Les selles.	8. Les intestins.
4. La rate.	8. L'estomac.

D'où il ressort que, au point de vue chimique, deux organes ou liquides de l'économie se sont montrés réfractaires à l'intoxication par la colchicine, ce sont le sang et le cœur, tandis que tous les autres renferment une proportion variable de poison, très faible chez quelques-uns d'entre eux, et très forte pour certains. C'est donc vers ces derniers que devront se porter de préférence les investigations de la chimie lorsqu'on sera en présence d'une expérience médico-légale.

Il nous reste, pour compléter ce chapitre, d'examiner un certain nombre de tissus, non compris dans les précédents, tels que le tissu musculaire, et de voir jusqu'à quel point les résultats de la recherche chimique cadrent avec ceux de l'expérimentation.

§ VI

RECHERCHE DU POISON DANS LES TISSUS MUSCULAIRE ET OSSEUX

Notre recherche de la colchicine dans les diverses parties de l'organisme, solides et liquides, ne s'est pas arrêtée à celle dont on a vu précédemment les résultats. La présence du poison dans un grand nombre de tissus et d'organes qui ont, pour ainsi dire, la propriété de le fixer momentanément, son élimination par la plupart des émonctoires, et surtout son action si remarquable et si rapide sur les phénomènes morbides dont les articulations sont le siège dans l'affection goutteuse, nous ont suggéré l'idée d'aller le rechercher jusque dans les tissus articulaires, tant dans la substance des os, que dans celle des muscles et des tendons qui enveloppent les articulations ; cela, avec une certaine préoccupation que nous ne saurions dissimuler de pénétrer, autant que possible, le mécanisme de l'action thérapeutique de la colchicine, et de voir, notamment, si, à l'influence incontestable de l'hyperexcrétion gastro-intestinale, ne venait point s'ajouter un certain degré d'action locale.

Or, voici les résultats positifs que nous ont fourni nos investigations chimiques et expérimentales solidaires, d'abord en ce qui concerne la chair musculaire seule, et ensuite cette chair avec la substance osseuse articulaire.

1° — RECHERCHE CHIMIQUE

A. *Chair musculaire.* — Un chien vigoureux, du poids de 17 kilogr., ayant reçu la dose toxique rapidement efficace de colchicine, en ingestion stomacale, nous avons soumis à l'analyse toxicologique la chair musculaire des cuisses, et celle qui enveloppe les articulations scapulo-humérales.

Le produit obtenu donne :

1° La saveur amère caractéristique ;
2° Par le réactif de Meyer, une précipitation jaune ;
3° Par l'acide azotique (a z O^5) une coloration violacée faible.

Ces caractères dénotent, comme on le voit, la présence du toxique, en proportion notable, mais inférieure, toutefois, à celle que nous avons signalée dans certains liquides : la bave par exemple.

B. — *Substance osseuse articulaire des quatre membres*, plus une certaine quantité de la chair musculaire qui l'entoure, et qu'il est très difficile de séparer complètement.

Après macération prolongée selon la méthode que nous avons indiquée, le produit obtenu donne :

1° Par le réactif de Meyer, un précipité jaunâtre ;
2° Par l'acide azotique (a z 0⁵) une coloration violacée.

En conséquence, les résultats de la recherche chimique ne semblent pas laisser de doute sur la présence réelle de la colchicine absorbée et ayant produit la mort toxique, dans la substance musculaire et dans les tissus articulaires.

Voyons si la recherche physiologique avec le même produit va confirmer ces premières données chimiques.

2° — RECHERCHE PHYSIOLOGIQUE

Expérience.— A deux jeunes cobayes du même âge, puisqu'ils appartiennent à la même portée, nous injectons, dans l'une des pattes postérieures, à l'un le produit retiré de la chair musculaire à la dose d'un demi-centimètre cube ; à l'autre, le produit extrait du tissu osseux articulaire, à la même dose.

Les deux injections sont pratiquées à peu près au même moment, la première à 4 h. 20, la seconde à 4 h. 21.

Immédiatement après l'introduction du liquide, la patte qui l'a reçu devient, de part et d'autre, insensible et traînante, avec un certain degré de parésie motrice.

Trois quarts d'heure, environ, après l'injection, c'est-à-dire presque en même temps, les deux cobayes sont pris d'urination abondante et fréquente ; ils sont ramassés sur eux-mêmes, dans un état de visible souffrance, le poil hérissé, avec anhélation croissante ; ils se mettent difficilement en mouvement, même sous de vives incitations.

Cet état a duré toute la journée du lendemain, avec une aggravation croissante, et ils succombaient tous les deux dans la nuit du deuxième jour.

A l'autopsie, nous constatons les lésions pulmonaires que nous avons habituellement trouvées à la suite de l'intoxication mortelle par la colchicine, savoir des ecchymoses sous-pleurales, et un état congestif très accentué des sommets. La vessie est aussi, comme d'habitude, fortement revenue sur elle-même et, par conséquent, tout à fait vide.

Ainsi, le résultat expérimental concorde parfaitement avec le résultat de la recherche chimique, et l'un comme l'autre démontrent la présence indubitable du poison dans le tissu des muscles et des os. Bien que ce soient surtout les muscles voisins des surfaces articulaires, et ces surfaces elles-mêmes, sur lesquels aient ici porté la recherche tant chimique que physiologique, il est présumable que le poison n'y est pas exclusivement localisé, bien qu'il s'y trouve probablement en plus grande quantité que dans le reste des tissus musculaire et osseux.

Quelle induction est-il permis de tirer de ce fait, relativement à l'action thérapeutique de la colchicine sur l'accès goutteux articulaire ? Nous ne voudrions pas, sous prétexte d'explication, nous engager, à ce sujet, dans le vague de l'hypothèse ; mais, étant donnée la réalité, bien démontrée, du fait dont il s'agit, n'est-on pas, au moins, autorisé à lui accorder une certaine part dans le mécanisme thérapeutique, à côté de la part prépondérante, qui semble revenir à l'influence éliminatoire par la vaste surface gastro-intestinale ?

Quoi qu'il en soit de cette question, à laquelle nous reviendrons dans notre résumé, il nous reste un dernier mot à dire touchant les lieux d'élimination appréciés par l'intervention expérimentale, à la suite de l'investigation chimique.

Il résulte, comme on l'a vu, de cette dernière que, dans le tableau des organes et des liquides, qui constituent comme une gamme de l'élimination du poison, il y en a deux qui manquent et qui paraissent être réfractaires à sa présence élective ; ce sont : le sang, d'une part, et, de l'autre, le tissu cardiaque.

Pour ce qui est du sang — et nous entendons le sang en circulation — il n'y avait pas lieu d'être étonné d'un résultat négatif, lorsqu'on sait avec quelle rapidité le sang en fonction se débarrasse des toxiques, même les plus actifs, au profit, soit des organes où il les emmagasine, soit des émonctoires par lesquels s'accomplit l'élimination complète. Mais l'absence totale du poison dans le tissu du cœur pouvait, à meilleur droit, surprendre, étant surtout donnée sa présence dûment démontrée dans le tissu musculaire, en général. Or, seul, le réactif chimique avait parlé, et non encore le réactif expérimental, c'est-à-dire le réactif animal, dont la délicatesse et la sensibilité incomparables l'emportent sur celles du premier.

En conséquence, et pour trancher la question, nous avons fait l'expérience, ou plutôt les trois expériences comparatives suivantes :

Trois cobayes, très jeunes — choisis ainsi pour plus de sensibilité aux faibles doses — de la même portée, et, par conséquent, du même âge, et à peu près du même volume, reçoivent, en injection intra-musculaire de l'une des pattes postérieures :

Le premier 1/2 cent. cube du liquide extrait chimiquement (par le procédé précédemment indiqué) des intestins d'un animal intoxiqué par la colchicine ;

Le deuxième, 1/2 c. c. du produit de la vessie ;

Le troisième, 1/2 c. c. du produit extrait du cœur.

Or, au bout de dix-huit heures, les deux premiers sont morts, après avoir présenté les symptômes caractéristiques (dont il est superflu de reproduire la description) de l'intoxication par la colchicine ; le troisième est mort également, à la suite des mêmes symptômes, seulement deux heures plus tard, c'est-à-dire vers la vingtième heure.

Tous les trois ont présenté les mêmes lésions habituelles des poumons (congestion et injection vineuses, ecchymoses sous-pleurales) et la rétraction constante, avec vacuité de la vessie.

Ainsi, à un léger degré près d'intensité, les phénomènes produits par l'introduction dans l'organisme de *l'extrait cardiaque*, sont absolument semblables à ceux qui appartiennent à *l'extrait intestinal*, lequel tient presque le premier rang dans la gamme d'élimination; et, dans l'un comme dans l'autre cas, la mort toxique est le résultat de cette introduction.

En conséquence, et de par le prononcé expérimental, le muscle cardiaque ne doit pas être écarté des tissus qui retiennent le poison, en quelque minime proportion qu'il s'y trouve, et il devra aussi être compris dans la recherche toxicologique, dont le champ est, on le voit, très étendu et ne peut guère, s'il est bien pratiqué, laisser prise au doute et à l'erreur.

CHAPITRE III

RÉSUMÉ PHYSIOLOGIQUE ET TOXICOLOGIQUE

L'étude physiologique à peu près complète que nous venons
de faire de la colchicine cristallisée n'offre pas seulement
l'intérêt de l'étude expérimentale d'une substance jouissant de
propriétés véritablement actives et remarquables ; ses résultats permettent, en outre, de présumer d'importantes applications à la toxicologie et à la thérapeutique ; aussi croyons-nous
devoir résumer, en quelques propositions concrètes, les principales données auxquelles nous ont conduit nos investigations,
et qui peuvent être considérées comme définitivement acquises.

I. — RÉSUMÉ SYMPTOMATIQUE GÉNÉRAL DE L'ACTION PHYSIOLOGIQUE ET TOXIQUE

Le tableau symptomatique général des effets physiologiques
et toxiques de la colchicine diffèrent sensiblement, selon l'espèce animale :

Tandis que chez l'herbivore (cobaye, lapin), les modifications
fonctionnelles qui résultent de l'action de la substance portent
surtout sur la respiration et la circulation ; chez le carnivore,
notamment chez le chien, et aussi chez l'homme, cette action
s'exerce, d'une façon prédominante, dans la sphère gastro‑
intestinale, et, en général, du côté des systèmes annexes de sécrétion et d'excrétion ; d'où les symptômes gastro-intestinaux
caractéristiques de cette prédominance d'action, savoir : la
nausée avec ou sans vomissement (selon la dose) ; dans le cas
de vomissements, ceux-ci sont réitérés, glaireux et bilieux ;

Selles diarrhéiques constantes, nombreuses, précipitées, fétides ;

A la dose toxique, les selles deviennent sanguinolentes et se produisent avec des coliques intenses et du ténesme ; puis surviennent, à la période extrême et mortelle, un état de tristesse, avec collapsus, stupeur, et un épuisement tel qu'en l'espace de 24 heures, un chien du poids de 10 à 12 kilogrammes, se réduit et se ratatine au point de perdre 5 ou 6 fois son volume.

Toujours, quel que soit le mode d'introduction, sous-cutanée, stomacale, et même intra-veineuse, quelle que soit aussi la dose, relativement élevée (de 25 à 50 centigrammes chez le chien), les effets physiologiques et toxiques de la colchicine cristallisée mettent un certain temps, une certaine lenteur à se manifester : c'est ainsi que nous avons vu les vomissements et les défécations diarrhéiques ne survenir qu'au bout d'une heure après l'introduction directe dans la veine, chez le chien, de plus de 50 centigrammes du principe actif, par fractions successives de 12 centigrammes.

Les effets observés sur l'un de nous, à la suite de l'ingestion accidentelle de plusieurs centigrammes de colchicine (l'évaluation exacte n'a pas pu être faite), n'ont commencé à se montrer qu'au bout de cinq heures ; dans un autre cas, au bout de sept heures après la prise volontaire d'un centigramme ; chez plusieurs malades, dont nous aurons à donner ultérieurement l'histoire, au bout de quatre à cinq heures, à la suite de l'administration fractionnée de cinq milligrammes.

Les phénomènes cardio-pulmonaires, explicitement caractérisés par les résultats graphiques, s'expriment en général par le processus asphyxique et les lésions qui le caractérisent, particulièrement du côté des organes respiratoires : ecchymoses pulmonaires pointillées ou en plaques ; distension des cavités cardiaques, surtout les droites, par des caillots passifs, avec mélange de sang noir ; infiltration congestive du foie et des reins, rétraction et vacuité de la vessie : toutes altérations communes à l'herbivore (lapin, cobaye) et au carnivore (chien). Mais, chez ce dernier, où prédominent les phénomènes gastro-intestinaux, l'on trouve, en outre, les lésions macroscopiques répondant habituellement aux symptômes d'excrétion pathologique, du côté de ces organes : injection vive et étendue de la muqueuse de l'estomac et de tout le canal intestinal, plus prononcée dans la première portion de l'intestin grêle, siège de véritables ulcérations avec hémorrhagies capillaires à la surface : ainsi s'expliquent les selles sanguinolentes de la période active de l'intoxication.

Chez l'animal à sang froid (grenouille), les effets de la colchicine, en dehors, bien entendu, des accidents gastro-intestinaux, se rapprochent beaucoup, par leur physionomie générale, de ceux que nous venons de signaler chez les mammifères.

Inertie immédiate et plus ou moins complète de la patte injectée ; abolition des mouvements respiratoires du flanc, après certaines modifications du rythme, où l'on saisit surtout l'accélération; phénomènes de collapsus et de stupeur, après une courte période d'excitation ; conservation des réflexes, en dehors de la sphère touchée localement par la substance; modification du fonctionnement cardiaque consistant essentiellement en un ralentissement final, avec tendance à la durée systolique, à la rétraction et à la tétanisation.

Tel est, chez les diverses espèces animales, le tableau général symptomatique de l'action physiologique et toxique de la colchicine.

II. — RÉSUMÉ DE L'ANALYSE EXPÉRIMENTALE

A. — *Action sur le système musculaire.*

Elle consiste en une modification de la courbe graphique des contractions s'exprimant par un renforcement tétanique, sous l'influence de l'excitation électrique du nerf moteur, et simultanément par des courbes de convulsions cloniques spontanées.

La courbe musculaire de la *colchicine* se différencie de celle de la *vératrine*, d'abord par des détails objectifs de forme très saisissables (voir les tracés comparatifs, p. 86-87), et ensuite en ce que la première ne s'obtient qu'à une dose cinq fois, au moins, supérieure à celle de la vératrine.

B. — *Action sur les phénomènes cardiaques et respiratoires.*

Dans une première phase, accélération et irrégularité des contractions cardiaques ; dans une deuxième période, ralentissement et augmentation d'amplitude : enfin, dans la troisième et dernière période ou période de collapsus, chute et ralentissement tendant à l'arrêt respiratoire, avec phénomènes asphyxiques terminaux.

Les graphiques simultanés des mouvements respiratoires thoraciques et des contractions du cœur, traduisent constamment l'antériorité de l'arrêt respiratoire à l'arrêt du cœur.

C. — *Modifications de la température.*

Elévation thermique primitive chez les herbivores ; abaissement et algidité chez le chien et chez l'homme, à la suite et sous l'influence des déperditions alvines incessantes, du marasme et de l'émaciation rapides.

D. — *Action sur le système nerveux.*

1° *Central.* — Action négative sur les fonctions cérébrales proprement dites.

Chez l'homme, au début, symptômes fonctionnels de céphalalgie gravative, probablement sous la dépendance des accidents gastro-intestinaux prédominants (nausées, vomissements). — Absence de toute paralysie motrice ou sensitive par influence centrale. Hyperexcitabilité du centre myélitique. Influence tétanisante chez la grenouille.

Action prédominante sur les éléments bulbaires, se traduisant par les modifications fonctionnelles de la respiration, et par le processus asphyxique, qui constitue le mécanisme de la mort toxique.

2° *Système nerveux périphérique.* — a. *Conducteur de la vie de relation.* — Action paralysante topique, au lieu de l'injection hypodermique : effet purement chimique et local. — Pas d'effet paralyseur primitif à la suite de la véritable absorption physiologique ; plutôt action excitatrice, ainsi qu'en témoignent les modifications de la courbe musculaire sous l'influence de l'excitation électrique du nerf moteur : modifications qui s'expriment par l'état tétanique, et secondairement par la convulsion clonique.

Il résulte de là que la colchicine ne saurait être classée parmi les paralyso-moteurs, ainsi que l'ont fait certains auteurs.

Les phénomènes parétiques ne se montrent que consécutivement à la période extrême d'épuisement, et de collapsus asphyxique.

b. *Système nerveux de la vie végétative.* — Prédominance marquée de l'action de la substance sur le système nerveux ganglionnaire, se traduisant par le trouble de toutes les fonctions de sécrétion et d'excrétion surexcitées : effort éliminatoire surtout gastro-intestinal, par mécanisme excito-moteur ou réflexe du côté de la sphère du sympathique ; car, pour que ces effets se produisent, l'action purement locale de la substance ne suffit pas ; l'absorption physiologique, même dans le cas d'ingestion stomacale, et le retour par la circulation, comme véhicule du poison, sont nécessaires.

c. *Effets pupillaires.* — Au début, myosis et anémiation auriculaire chez le lapin, — mydriase chez le chien, par influence gastro-intestinale, — dilatation chez tous, à la période asphyxique : ce sont là les effets divers d'une même influence *sympathique.*

E. — *Modifications de la pression sanguine ; effets de l'excitation du vago-sympathique et du sympathique cervical.*

a. Elévation marquée et persistante de la *pression sanguine,* par influence simultanée du moteur central (cœur) et vasomotrice périphérique.

b. Persistance de l'excitabilité du vago-sympathique, malgré l'action curarisante simultanée : ce qui semblerait montrer un certain degré d'hyperexcitation ; résultat concordant avec celui de l'observation consignée à propos de l'action sur le système nerveux de la vie inorganique.

En fin de compte, tout, dans ce qui précède, concourt à démontrer une participation prépondérante et élective du système nerveux ganglionnaire dans l'action physiologique et toxique de la colchicine.

Les données expérimentales rapprochées d'un certain nombre d'essais cliniques, qu'il s'agit de multiplier, permettent déjà une systématisation rationnelle concernant l'emploi de la colchicine dans l'affection goutteuse, et son mode d'action, lequel aurait pour base l'effort éliminatoire gastro-intestinal, combiné avec l'action vaso-motrice localisée.

F. — *Résumé toxicologique et de la recherche médico-légale.*

La caractéristique chimique de la colchicine cristallisée et sa différenciation nette, à l'aide de réactifs certains synoptiquement présentés plus haut, d'avec un certain nombre d'alcaloïdes avec lesquels elle pourrait être confondue, notamment d'avec la vératrine, permettent, de concert avec la recherche expérimentale, de déceler le poison partout où il se trouve dans les tissus ou les liquides de l'économie.

Nous avons pu ainsi et grâce à notre procédé de recherche, établir comme une gamme de l'élimination, et, par conséquent, de la présence de la colchicine dans les divers organes et liquides.

Dans cette gamme, l'estomac et l'intestin, parmi les solides, tiennent le premier rang, et parmi les liquides, les selles diarrhéiques, l'urine et la bave (chien).

Le poison n'a pu être décelé par la recherche chimique dans le tissu du cœur ; mais le réactif expérimental, beaucoup plus sensible, a clairement montré sa présence, en minime quantité relative, il est vrai, dans le tissu cardiaque, qui ne doit pas, par conséquent, être écarté de la recherche médico-légale.

Quant au sang en circulation, l'investigation chimique et

l'investigation expérimentale solidaires s'accordent pour y démontrer l'absence constante et absolue du poison.

Enfin, la substance des muscles, notamment de ceux qui entourent les articulations et les tissus de ces articulations elles-mêmes, en y comprenant le *tissu osseux*, contiennent, tant d'après l'épreuve chimique qu'expérimentale, une notable proportion du toxique.

Ce dernier résultat ne présente pas seulement de l'intérêt au point de vue de la question médico-légale ; il se pourrait qu'il eût, en outre, une réelle et importante signification dans le mode d'action thérapeutique de la colchicine, étant donnée la réalité démontrée de son influence vaso-motrice périphérique. Quoi qu'il en soit, la parole est maintenant aux faits cliniques.

TROISIÈME PARTIE

THÉRAPEUTIQUE

Ainsi que nous le disions plus haut dans notre résumé physiologique : « les données expérimentales rapprochées d'un certain nombre d'essais cliniques, permettent déjà une systématisation rationnelle concernant l'emploi de la colchicine dans l'affection goutteuse, et son mode d'action, lequel aurait pour base l'effort éliminatoire gastro-intestinal, combiné avec l'action vaso-motrice localisée ».

Il s'agit maintenant de justifier cette proposition par la relation d'un certain nombre d'observations cliniques. Nous les avons suffisamment multipliées depuis le début de nos recherches, pour être en mesure d'apporter des résultats significatifs de l'action thérapeutique de la colchicine, tant au point de vue préventif, que curatif des accès goutteux les mieux caractérisés.

Voyons d'abord les effets produits sur l'accès déjà déclaré, et à divers degrés d'intensité et de généralisation.

§ Ier

EFFETS THÉRAPEUTIQUES DE LA COLCHICINE DANS LE CAS D'ACCÈS GOUTTEUX DÉCLARÉ

Obs. I. — Le premier fait observé par nous, que nous avons déjà signalé dans la partie physiologique et que nous ne ferons que rappeler ici, est celui d'un homme d'une cinquantaine d'années, concierge, et sujet, depuis un certain temps, à des accès de goutte très douloureux, siégeant soit à un, soit aux deux pieds.

Lorsque nous avons eu à intervenir auprès de lui, c'était en février 1885, les deux pieds était atteints d'un gonflement avec rougeur inflammatoire qui, des gros orteils s'était peu à peu étendu à presque toutes les articulations jusqu'au cou-de-pied ; l'accès douloureux était des plus vifs, continu, avec exacerbations, et tenait le malade cloué et gémissant sur son fauteuil.

Nous lui prescrivons *cinq* granules de colchicine de *un* milligr. l'un, à prendre en deux heures, à des intervalles à peu près égaux, ce qui fut fait.

Aussitôt que, vers la 8e heure après la dernière prise, survint une première selle diarrhéique, les douleurs cessèrent presque instantanément, et ne se renouvelèrent point. Le gonflement diminua à la suite, progressivement, mais la marche était devenue, grâce à la disparition de la douleur, immédiatement possible..

Le huitième jour, sur la menace d'une rechute (la colchicine n'avait pas été continuée), on redonna deux granules, c'est-à-dire deux milligrammes tous les soirs avant le coucher, et l'accès ne reparut pas.

Nous insistons sur cette particularité qui, comme on va le voir n'est pas isolée, que la sédation s'opère dès l'apparition des effets produits sur l'intestin.

Obs. II. — Le second cas a trait à un homme d'une cinquantaine d'années et chez lequel les accès athritiques ont la forme erratique qui caractérise plus particulièrement le rhumatisme goutteux : les douleurs se promènent, pour ainsi dire, des membres inférieurs aux supérieurs, siégeant tantôt aux articulations des pieds, puis des genoux, passant ensuite à l'épaule et au coude, et affectant aussi la région lombaire.

C'est au milieu d'une de ces crises qu'il fut soumis, pour la première fois, en octobre 1885, au traitement par la colchicine de la façon suivante :

Un granule de 1 milligr. le matin à 7 heures.

A 11 heures un second granule de 1 milligr.

A midi, déjeuner.

A 3 heures, un troisième granule de 1 milligr.

A 5 heures, un quatrième granule de 1 milligr.

A 10 heures, un cinquième granule.

Jusqu'à 10 heures du soir, notre malade n'a rien ressenti ; il se couche et vers minuit il est réveillé par le besoin d'uriner ; à partir de ce moment les émissions sont fréquentes, au point de donner deux litres et demi de liquide. Il se plaint de maux de tête se manifestant de chaque côté des tempes.

Le lendemain, à 7 heures du matin, réveil avec une selle comme d'habitude, sans diarrhée ni coliques.

A 10 heures il n'a encore rien ressenti de l'effet de la colchicine ; ce qui le surprend, mais nous lui conseillons d'attendre sans prendre de nouveaux granules.

A 11 heures, presque aussitôt après notre départ, il est pris de coliques.

A 11 heures 10 *minutes* une première selle ; puis à 1 h., 2 h., 3 h., 4 h., 5 heures du soir, il a 5 selles consécutives composées en grande partie de matières liquides : il éprouve de la fatigue et comme une sorte de courbature générale : ses bras et ses cuisses sont brisés, il souffre de la tête et va se coucher.

21 OCTOBRE. Dans la nuit, toujours mêmes émissions d'urine, émissions aussi abondantes que les jours précédents.

A huit heures du matin, il ressent une sorte de commotion (c'est son expression) qui le secoue à la manière d'un courant électrique, et avec la même instantanéité ; commotion qui se fait sentir dans les bras à la hauteur du coude, et dans les jambes, et dont la direction suit une ligne longitudinale.

A partir de cet instant les douleurs aiguës disparaissent ; il n'est plus fatigué, il n'a plus de coliques sourdes, ni maux de tête et s'estime heureux de ne plus souffrir.

Nous conseillons de suspendre l'usage de la colchicine, et de ne le reprendre qu'après un intervalle de 3 jours, à la dose de 3 milligrammes espacés d'un quart d'heure.

Cette observation est instructive à plus d'un titre : elle révèle d'abord une action très manifeste sur la sécrétion urinaire, que nous avions déjà constatée et signalée dans l'étude physiologique. L'analyse des urines nous rend compte, d'ailleurs, de leur composition chimique, et nous montre que les éléments normaux tels que l'urée, l'acide urique, et l'acide phosphorique sont représentés par des coefficients relativement très faibles.

En appliquant, en outre, sur 350 centimètres cubes de cette urine, notre procédé de recherche de la colchicine, nous y avons constaté des traces infinitésimales du médicament, que nous croyons pouvoir évaluer approximativement, et d'après la coloration déterminée par le réactif, à 1/25 de milligramme.

Voici, du reste, les chiffres exacts de cette analyse :

URINE DU MALADE CI-DESSUS

Couleur : jaune pâle.
Odeur : rien de particulier.
Transparence complète.
Consistance ordinaire.
Densité...................................... 1,009
Réaction : acide.
Glucose...................................... 0
Albumine.................................... 0
Urée.. 8,718
Chlorures................................... 3,20
Acide urique................................ 0,11
Acide phosphorique......................... 0,45
Extrait..................................... 22,80
Matières organiques........................ 16,50
Matières minérales......................... 6,30
Bile et pigment : néant.
Microscope.................................. 0
Colchicine : traces (légère coloration rosée).

Nous regrettons de n'avoir pu faire, en ce cas, l'analyse des déjections intestinales ; mais le résultat, à ce sujet, de notre étude toxicologique et de la recherche du poison dans les divers liquides et tissus de l'organisme ne nous permet pas de douter de la présence de la substance dans ces déjections, témoignage constant d'un effet éliminatoire, dont le rôle ne semble pas non plus douteux dans le mécanisme des effets médicamenteux.

C'est là un fait des plus remarquables, et que l'observation qui précède met nettement en relief, à savoir la détente quasi-instantanée de l'accès de goutte, la disparition, l'enlèvement, si l'on peut ainsi dire, de l'élément douleur, aussitôt que se manifeste et que s'accentue l'action physiologique du médicament.

Cette action, il convient de le noter expressément, car il y a là une précieuse indication, relativement à l'administration de la colchicine, cette action se produit avec une grande lenteur, mais qui n'a pas lieu de surprendre, attendu que nous l'avons déjà signalée dans notre étude médico-légale. L'enseignement pratique qui en résulte, c'est qu'il ne faut pas trop distancer les doses de un milligramme, et qu'il est nécessaire de les presser,

de les accumuler, en quelque sorte, rapidement dans l'organisme, de façon à hâter la vitesse de l'action, sans avoir, d'ailleurs, à craindre d'accidents.

Nous formulerons exactement, dans nos conclusions thérapeutiques le meilleur mode d'administration révélé par l'expérience
clinique, mais nous tenons à bien montrer dès à présent les
bases de cette formule.

Dans l'observation qui suit, le malade à été soumis à l'usage
du *vin de colchicine*, tel que nous en avons indiqué la préparation au chapitre de la pharmacologie.

Obs. III. — Il s'agit d'un homme de 45 ans, M. L..., qui souffre
depuis longtemps d'accès goutteux parfaitement caractérisés, qu'il
n'est pas parvenu, jusqu'à présent, à modifier, ni même à atténuer
sensiblement par les moyens dont il a usé.

Le 15 février 1885, dès les premiers symptômes d'un accès, il
prend, le soir vers 4 heures, quatres cuillerées à café de *vin de colchicine* titré à un milligramme par cinq grammes c'est-à-dire par
cuillerée; ce qui fait en tout quatre milligrammes de principe actif.

Peu de temps après, il éprouve un peu de lourdeur du côté de
l'estomac, sans nausée, et vers 2 heures du matin, il a de cinq à
6 selles diarrhéiques, presque successives, sans douleur.

A partir de ce moment les douleurs qui le tenaient surtout au
poignet de la main droite commencent à s'atténuer, et dès le lendemain elles ont disparu.

Il ne s'est pas produit de rechute immédiate et le malade que
nous avons revu le 1er janvier 1886 se portait fort bien.

Dans toutes les observations qui précèdent, il s'agit d'accès
goutteux déjà déclarés, en voie d'évolution plus ou moins avan-
cée, et par conséquent de l'action *curative* du médicament.

Il était d'un haut intérêt de rechercher si la colchicine n'avait
pas en même temps, une action *préventive*, et s'il n'était pas
possible de faire avorter, par une intervention opportune, l'accès
dès les premières menaces.

L'essai suivant qui est typique, à cet égard, va nous donner la solution de cette seconde partie du problème thérapeutique.

§ II

EFFETS THÉRAPEUTIQUES PRÉVENTIFS DE LA COLCHICINE

A la suite de notre *observation première* (p. 128) nous avons déjà pu faire pressentir l'action préventive de la colchicine sur l'accès goutteux prêt à éclater ; car il y est dit expressément :

« Le 8e jour, sur la menace d'une rechute, on redonna 2 granules, c'est-à-dire 2 milligrammes, tous les soirs avant le coucher, et l'accès *ne reparut pas* ».

Mais le cas suivant apporte une démonstration aussi complète que possible de la réalité de cette action préventive.

Obs. IV. — M. P..., officier supérieur de la marine, est sujet à des accès de goutte des mieux caractérisés, fréquents et parfois d'une intensité telle, qu'il est dans l'obligation de quitter son service sur mer pendant des périodes de temps plus ou moins longues, subordonnées à la violence et à la durée de l'accès.

Le dernier accès dont il eut à souffrir, il y a deux ans, au mois de février, ne dura pas moins de trois semaines, malgré l'intervention, un peu tardive, à la vérité, de la colchicine, dont il faisait usage, pour la première fois. Les effets de celle-ci furent, cependant, remarquables et identiques à ceux que nous avons toujours notés, en pareil cas, et qui consistent en ce qu'une atténuation rapide et presque instantanée, et même la cessation des phénomènes douloureux coïncident avec le flux diarrhéique provoqué par le médicament.

Ce flux fût, dans le cas présent, très abondant, à la suite de la prise successive de 5 millig. de colchicine ; il y eut plus de vingt selles en quelques heures, liquides, verdâtres, bilieuses, d'ailleurs sans coliques bien accusées, et durant toute cette période d'hypercrinie intestinale, il se faisait une sédation presque complète de douleurs articulaires, auparavant très vives, et tenant à la fois les pieds et les genoux.

Mais telle était la violence de l'accès, et la tendance envahissante qu'après une première détente et l'épuisement des effets éliminatoires de la colchicine, les douleurs renaissaient accompagnées d'un état fluxionnaire persistant, et qu'il fallait recommencer, à nouveau, l'usage du médicament ; il fut, du reste, à un moment donné, prescrit simultanément avec le sulfate de quinine et l'aconitine, en sorte qu'il n'est pas permis de lui attribuer, en propre, dans ce cas particulier, la résolution définitive de l'accès, qui eut lieu vers la fin de la troisième semaine, bien que, selon notre impression, il y ait principalement contribué.

Mais c'est à un autre point de vue que nous avons à considérer ici la colchicine comme médicament, et il était, pour cela, nécessaire de donner, avec quelques détails, ces prémisses de l'observation.

En effet, à partir de cette époque qui a marqué la fin du violent accès dont il vient d'être question, M. P... est entré, et reste encore aujourd'hui, dans une phase toute nouvelle, relativement à son affection goutteuse et à ses manifestations.

Nous lui avons prescrit, à titre d'essai, le colchicine comme préventif, de la façon suivante :

A la moindre menace, au moindre avertissement douloureux, prendre 3 granules de colchicine de 2 en 2 heures; et au besoin renouveler cette dose en 24 heures.

M. P... s'est strictement conformé à cette prescription, et à la moindre alerte, il a eu recours à son flacon de granules, qui ne le quitte jamais.

Or, depuis deux années, dont une a été complètement passée en mer, l'autre dans les ports de Cherbourg et de Toulon, il n'a pas eu un seul accès de goutte, pas même un véritable commencement d'accès ; toute imminence a complètement cessé soit aux trois premiers granules, soit à six au maximum en deux jours.

Il n'y a eu, d'ailleurs, à part l'introduction éventuelle de la colchicine, aucun changement dans le régime antérieur sévèrement observé, depuis longtemps, au point de vue hygiénique par M. P...

Il importe d'ajouter qu'à cette dose, prise de cette façon, la colchicine peut ne produire aucun effet physiologique appréciable, surtout à 3 granules, et pourtant l'effet thérapeutique préventif ne manque pas de se réaliser. Dans les cas où la dose est poussée jusqu'à six granules, M. P... éprouve d'habitude une légère action purgative.

Tel est le résultat de cet essai, résultat tellement démonstratif qu'il suffit, à lui seul, pour établir, incontestablement, l'action préventive et sûre, de la colchicine dans la goutte.

M. P... qui est un de ces sceptiques formés, pour ainsi dire, à l'école des insuccès de toutes les médications tentées et employées, a acquis une telle confiance, après les épreuves réitérées auxquelles il l'a soumise depuis deux années, en cette action, qu'il y compte comme sur un préservatif d'une fidélité éprouvée.

Il y a dans les quelques faits qui précèdent, que nous avons choisis comme exemples typiques, sans qu'il nous ait paru nécessaire de les multiplier davantage, une base d'application thérapeutique de la colchicine, qu'il appartient à nos confrères pratiquants d'utiliser et d'étendre.

Nous leur signalons surtout, en y insistant, l'action préventive du médicament.

Quant au mode d'administration, la forme pilulaire ou granulée nous a paru être la mieux appropriée ; mais il résulte de nos essais que, vu la lenteur des effets qui ne suivent l'administration de la substance qu'à une certaine échéance, il importe d'en régler le mode d'emploi de façon à accumuler rapidement la dose, tout en la fractionnant : voici la conduite qui nous paraît la meilleure à suivre, en général.

1° *Dans le cas d'accès de goutte déclaré*, dès les premiers symptômes, prendre :

Le 1er jour, 4 granules (de 1 milligr.) à 1/4 d'heure d'intervalle l'un ;
Le 2e jour, 3 granules ;
Le 3e jour, 2 granules ;
Le 4e jour, 1 granule.
Attendre ensuite plusieurs jours (de 6 à 8), puis recommencer de la même manière l'administration du médicament, s'il y a lieu, c'est-à-dire, si les premiers effets n'ont pas amené la résolution de l'accès.

2° *Dans le cas de prévention*, dès les prodromes et l'imminence de l'accès ;

Le 1er jour, 3 granules, à une distance de 1 à 2 heures l'un ;
Le 2e jour, 2 granules ;
Le 3e jour, 1 granule.

D'habitude cette dose suffit pour couper court à l'accès et le prévenir ainsi qu'en témoigne le cas de M. P... Mais elle pourrait être renouvelée, s'il en était besoin, en continuant, selon les mêmes préceptes, le 4e jour.

Il peut y avoir lieu aussi de répéter le 2e jour, la dose de 3 granules, comme le premier, dans le cas surtout où l'on ne sentirait pas l'accès suffisamment bridé pour être sûr de son avortement; c'est là, comme on l'a vu, la pratique ordinaire de M. P... et le bénéfice qu'il en a retiré est véritablement de nature à servir d'exemple.

En résumé, au point de vue thérapeutique, la *colchicine cristallisée* constitue un médicament *curatif*, et surtout *préventif* de l'accès goutteux proprement dit; et mérite, à cet égard, toute l'attention des médecins.

IMPRIMERIE LEMALE ET Cie, HAVRE